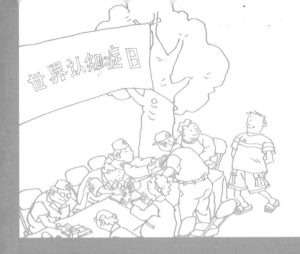

老年认知症
百问百答

王 妍 / 主编

U0395862

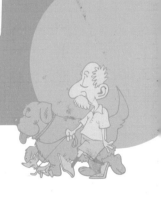

上海科学普及出版社

序 言

　　目前，全世界约有4 700万人患有认知症，其中占比最大的是阿尔茨海默病。据发达国家的相关统计显示，65岁以上人群中每10人就有1例认知症患者，85岁以上人群中每3人就有1例。由于这种疾病主要发生在老年人身上，因此到目前为止，发达国家受到的影响最大。在英国，阿尔茨海默病是导致死亡的第一大原因，在澳大利亚高居第二，在美国和日本则是第四大死亡原因。

　　在今天的中国，随着社会的发展进步，史无前例的老龄化浪潮正席卷而来，老年人正日益成为中国社会的"主角"。我国已经是世界上拥有老龄人口最多的国家，也是老龄人口增长较快的国家之一。随着人口的老龄化，我国认知症发病率逐年递增。在这样的背景下，中国的孝道文化对新时期的社会、公众提出了新的孝道实践要求——关注认知症。认知症是老年周期的一种主要疾病，然而公众对这一疾病的认知却很贫乏，预防意识淡薄，导致许多老年人缺乏必要的预防保健知识，而老年人一旦患上认知症，又会给社会及家庭带来相当的负担和压力。

为了给中国社会和公众"补上这一课"，让中华孝道文化在新时代继续发扬光大、造福亿万老年人及其家庭，《老年认知症百问百答》在众多专业人士的协力推动之下应运而生。

《老年认知症百问百答》一书内容涵盖认知症的早期症状、诊断、预防、治疗建议等各类基础知识，旨在帮助患者家属能在早期阶段识别症状，并为家属提供预防、治疗建议和照护指南。体现了以下五方面的特征：

一是具有科学普及性。本书分为基础知识和现状、筛查诊断、干预治疗、护

理照护等四部分,共100个问题及其科学解答,为老年病的预防科普做了良好的尝试;

二是具有专业技术性。本书采用世界卫生组织国际疾病的分类标准以及中国精神疾病与诊断标准来介绍认知症的诊断;从医学的角度介绍了认知症的病因、症状;从心理学的角度介绍了认知症的情绪变化,充分展现出一定的理论价值;

三是具有操作实用性。通过图文并茂的方式,从四个方面阐述认知症的基本信息、认知症的诊断、认知症的干预、认知症的照护知识。内容贴近生活,翔实全面,通俗易懂,从生活点滴开始预防认知症;

四是具有引导性。国内目前关于认知症的科普图书尚不多,本书的出版能够启发并带动其他老年疾病科普书籍的问世,具有较大的借鉴意义;

五是具有推广性。面对认知症患者数量增长越来越快的现况,国家、政府部门以及养老机构等单位对认知症科普工作越来越重视,居家及机构养老的老年人对认知症了解的需求也越来越强烈。有鉴于此,本书在全国范围内都有相当的推广试用价值。

习近平总书记在十九大报告中指出,要为人民群众提供全方位全周期的健康服务。《老年认知症百问百答》的出版无疑会对提升老年人的健康水平,实现健康老龄化、成功老龄化、活力老龄化起到"正能量"的作用。

《周书》有云:"尊年尚齿,列代弘规。"在新时代的今天,孝亲敬老的内涵已经从保障基本生活,扩展到了关注老年人心理健康、给予老年人精神关怀的更高层面。中国速度正继续创造奇迹,中国的老年人群也理应享受更加健康、幸福的晚年。愿涉老机构和相关人士,愿每一个为人儿女者,能将《老年认知症百问百答》作为一份用心的礼物,送给身边的老年人,关爱老年人的生活,让中华孝道绽放新时代的光彩!

俞卓伟

2018年12月

目 录

篇一　认知症基础知识

什么是认知症？ / 2

认知症分为哪几种类型？ / 3

认知症中最常见的一种类型是什么？ / 4

阿尔茨海默病型认知症有什么表现？ / 5

阿尔茨海默病型认知症特有的病变是什么？ / 7

认知症分为几个阶段，每个阶段有哪些

　症状表现？ / 8

血管性认知症有什么典型表现？ / 14

引起血管性认知症的病因是什么？ / 16

血管性认知症的病程是

怎样发展的? / 17

路易体认知症有什么典型症状? / 18

路易体认知症的病因是什么? / 20

额颞叶型认知症有什么典型症状? / 21

额颞叶型认知症的病因是什么? / 22

认知症只是老年人的疾病吗? / 24

认知症离我们有多远? / 25

罹患阿尔茨海默病的风险有多高? / 26

世界阿尔茨海默病宣传日是哪一天? / 27

怀疑家中老人患上了认知症,

　应该怎么办? / 29

什么是假性认知症? / 30

哪种性别更容易患认知症? / 31

篇二　认知症的诊断

认知症有哪些表现? / 34

认知症的诊断标准有哪些？ / 36

怀疑家里人患上了认知症，可以做哪些方面的

　检测？ / 42

有什么测试认知症的量表吗？ / 43

如何确定认知症的类型？ / 44

篇三　认知症的干预

认知症与"生活习惯病"有关联吗？ / 48

与认知症发病有关的危险因素有哪些？ / 49

如何预防认知症的发病？ / 50

如何从饮食入手预防认知症？ / 52

运动是否能有效预防认知症？ / 53

吸烟与认知症有何联系？ / 54

牙周病会增加认知症的风险吗？ / 55

与人来往和几乎不与人来往的人群在

　罹患认知症的概率上有何差别？ / 56

日常的认知刺激对认知症预防重要吗？ / 58

如何防止认知功能衰退？ / 59

外表比实际年龄年轻的人，是否不容易

　　患认知症？ / 60

睡眠不足的人容易患认知症吗？ / 61

行走锻炼可以预防认知症吗？ / 63

持续工作的人和很早就退休的人，

　　哪一种人比较容易患认知症？ / 64

对异性始终有兴趣的人和对异性没有兴趣的

　　人，哪一种不容易患认知症？ / 65

喜欢忆当年的人和不喜欢谈往事的人，

　　哪一种较容易患认知症？ / 66

有简单易行的从视觉上预防认知症的

　　方法吗？ / 67

有简单易行的从听觉上预防认知症的

　　方法吗？ / 68

有简单易行的从味觉上预防认知症的

　　方法吗？ / 69

有简单易行的从触觉上预防认知症的

　　方法吗？ / 71

有简单易行的从嗅觉上预防认知症的

　　方法吗？ / 72

预防认知症需要补充叶酸吗？ / 73

什么是有效预防认知症的"地中海式

　　饮食"？ / 74

现在年纪尚轻，等到了40岁再开始锻炼保养

　　还来得及吗？ / 75

人体内水分一旦不足，就容易患

　　认知症吗？ / 77

治疗认知症常用的西药有哪些类型？ / 78

治疗认知症常用的中药有哪些类型？ / 80

认知症若接受治疗，能够治愈吗？ / 81

抗认知症的药物到底该不该吃？ / 83

认知症的非药物疗法有哪些？ / 84

什么是电脑辅助认知刺激疗法？ / 85

电脑辅助认知刺激疗法的理论依据

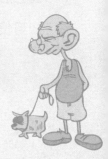

是什么？ / 86

促进大脑活力的活动有哪些？ / 87

认知刺激治疗有哪些项目？ / 88

认知刺激治疗要做多长时间呢？ / 90

认知症末期进食时应该注意哪些因素？ / 91

运动疗法的禁忌证有哪些？ / 92

运动疗法防治认知症的机制是什么？ / 93

散步可以防治认知症吗？ / 94

如何用健脑手指操来防治认知症？ / 96

如何用练习太极拳来防治认知症？ / 98

何谓音乐治疗？ / 100

认知症患者可以不服药只做

音乐治疗吗？ / 101

为什么音乐治疗会对认知症患者有效？ / 102

如何进行居家自助音乐治疗？ / 103

芳香治疗的作用是什么？ / 105

园艺治疗和光照疗法的理论背景是什么？ / 106

如何使用光照疗法缓解睡眠障碍？ / 107

如何使用光照疗法缓解抑郁情绪？ / 108

如何使用光照疗法降低跌倒概率？ / 109

什么是宠物治疗？ / 110

宠物治疗对于认知症患者的益处有哪些？ / 112

什么是怀旧疗法？ / 113

进行怀旧疗法时的注意事项有哪些？ / 114

什么是温热疗法？ / 115

篇四　认知症的照护

照顾认知症患者进食时应该注意

　哪些方面？ / 118

如何防止认知症患者走失？ / 119

认知症患者走失后应该怎么办？ / 122

认知症患者的居家设计有哪些注意事项？ / 123

如何帮助认知症患者服药？ / 125

如何帮助认知症患者洗澡？ / 126

如何面对认知症患者的情绪和攻击性

　　行为？ / 128

如何面对认知症患者的猜疑？ / 129

如何应对认知症患者重复提问同一件事？ / 130

如何做好认知症患者的饮水护理？ / 131

如何帮助认知症患者进行功能锻炼？ / 133

如何预防认知症患者得褥疮？ / 134

如何防止认知症患者噎食？ / 135

对晚期认知症患者如何进行家庭护理？ / 136

如何照护异食的认知症患者？ / 140

如何照护暴饮暴食的认知症患者？ / 141

对于那些无法开口说话的认知症患者，

　　如何判断他们的健康状况？ / 142

我国有哪些机构接收认知症患者？ / 143

全国各个地区对于认知症患者有没有

　　政策补助？ / 144

照护者如何调节自身情绪？ / 146

附录　认知症自测量表

附录1　画钟测验 / 150

附录2　简易精神状况检查表（MMSE）/ 152

附录3　基本日常生活自理能力量表
　　　　（ADL）/ 158

附录4　一般日常活动能力量表（IADL）/ 161

附录5　老年人认知能力筛查量表（CASI）/ 164

后记 / 167

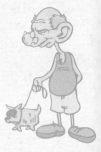

篇一

认知症基础知识

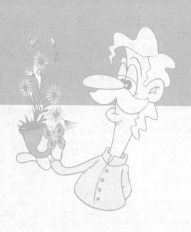

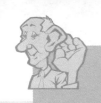

什么是认知症？

　　认知症（俗称老年痴呆症）是脑神经细胞由于某些原因损坏所引起的渐进性的认知功能退化，其退化幅度远高于正常老化的进展，症状若持续发展，会逐渐丧失记忆力、理解力与判断力等，造成患者社会生活与日常生活上的障碍。

　　这种疾病常见于60周岁以上的老年群体。随着全球人口寿命的大幅延长，认知症正席卷地球上的每一个角落，如今它与我们的日常生活如影随形，是目前少数几种人类仍旧无法完全攻克的疑难杂症之一，一旦家中有人患上了认知症，会给家庭带来重大的精神负担。

认知症分为哪几种类型？

　　认知症是常见的隐性退行性变性脑病,发病十分缓慢,初期不易被人发觉。

　　认知症分为以下五种类型:

　　1. 阿尔茨海默病型认知症

　　这是一种发生在老年期或老年前期的慢性、进行性疾病,它的病程长,病情逐年加重。

　　2. 血管性认知症

　　血管性认知症是指各种原因引起的脑血管供血障碍所致的认知症。

　　3. 路易体认知症

　　这是一种发病人数仅次于阿尔茨海默病型认知症的类型。

　　4. 额颞叶型认知症

　　额颞叶型认知症是一种中老年患者缓慢出现人格改变、言语障碍及行为异常的认知症。

　　5. 其他类型的认知症

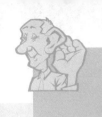

认知症中最常见的一种类型是什么？

阿尔茨海默病（Alzheimer disease，AD）是最常见的认知症。主要表现为渐进性记忆障碍、认知功能障碍、人格改变及语言障碍等神经精神症状，严重影响患者的社交、职业与生活功能。

据预测，到2050年，全球每85个人中将有1人是阿尔茨海默病患者，其中高龄老人患病比例更高，超过1/3。当我们发现身边挚爱的父母变得冷漠、健忘、暴躁或性格发生重大改变时，一定要高度重视，尽早带他们去附近的医院确诊和治疗。

阿尔茨海默病型认知症有什么表现？

阿尔茨海默病型认知症主要表现为认知障碍、精神行为症状和生活自理能力下降。发病早期表现为记忆力下降、遗忘，孤僻、淡漠、对周围事物缺乏积极性，不喜交流。8～10年后生活完全不能自理，直至死亡。

该病的最初征兆一般从失忆开始，如经常忘事，且有些事刻意去记还是会忘，事后还想不起来，严重影响了工作和生活。再进一步发展，患者的日常生活能力下降，不认识配偶、子女，穿衣、吃饭、大小便均不能自理，给自己和周围的人带来无尽的痛苦和烦恼。

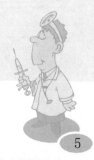

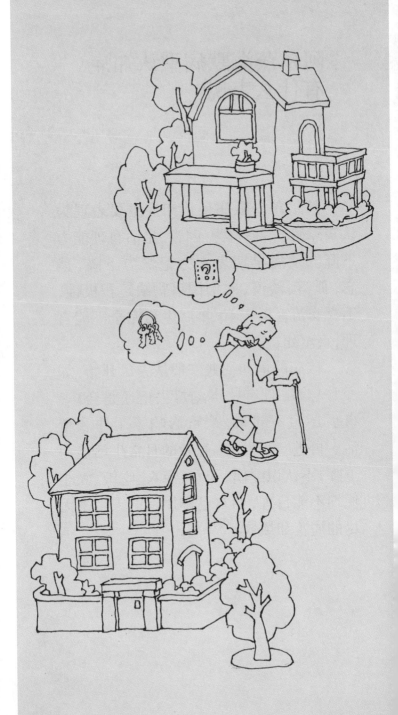

阿尔茨海默病型认知症特有的病变是什么？

阿尔茨海默病型认知症特有的病变如下：

1. 大脑整体萎缩，特别是掌管记忆的海马萎缩明显；

2. β-淀粉样蛋白在脑内沉积，形成"淀粉样斑块"；

3. 神经纤维丝发生螺旋状的缠结；

4. 神经细胞丧失范围扩大。

这种疾病最初是由精神病医生阿洛伊斯·阿尔茨海默发现的，他对患者的大脑皮层进行解剖，发现其中淤积了一种特别物质，且大脑皮层中许多组织已经坏死。

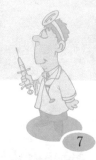

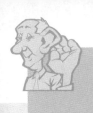

认知症分为几个阶段，每个阶段有哪些症状表现？

根据认知能力和身体机能的恶化程度，认知症分成七个阶段：

第一阶段——无障碍（功能正常）

不出现记忆问题，并且在医患沟通过程中，医疗专业人员通常看不出明显的症状。

第二阶段——极轻微的认知能力衰退

有些与年龄相关的正常变化，也是阿尔茨海默病的最早期征兆。周围人可能感觉到他们的记忆力下降，尤其是忘记熟悉的词语、名字，或者钥匙、眼镜及其他日常物品放置的位置，但这些问题在进行医学检查过程时不明显，朋友、家人或同事几乎发现不了这些问题。

第三阶段——轻微认知能力衰退

在具有以下症状的一些（但并非全

部）人中可诊断出早期阶段的阿尔茨海默病。常见症状包括：

家人或关系密切的同事能够注意到患者忘记词语或名字的问题；

在介绍初次见面的人时，记住对方姓名的能力减退；

家人、朋友或同事能够注意到患者在社交或工作环境中的表现发生问题；

阅读一篇文章后几乎记不住其中的内容；

将贵重的物品丢失或放错位置；

计划、组织能力下降。

第四阶段——中度认知能力衰退，轻微或早期阿尔茨海默病

在此阶段中，深入的医患沟通、一次详尽的病情面谈可发现以下方面明显的改变：

不太清楚最近发生的事；

进行具有一定难度的心算时能力下降，例如：从100开始每隔7个数进行倒数；

执行复杂工作的能力下降，例如营销、为请客做计划、准备晚餐或支付账单，以及管理财务；

对往事的记忆力下降；

患者变得沉默寡言、孤僻。

第五阶段——稍严重的认知能力衰退，中度或中期阿尔茨海默病

记忆力出现较大减退，并且认知功能下降，需要一些协助来完成日常活动。在该阶段，患者可能：

在医患面谈时无法回忆一些重要细节，例如：自己的住址、电话号码，或者毕

业于哪所中学、大学等；

分不清所在的位置，或者日期、季节；

难以进行难度不大的心算，例如：从40开始每隔4个数进行倒数，或者从20开始每隔2个数进行倒数；

在选择适合季节或场合的衣服时需要协助；

通常大体上了解自己，并且知道自己的姓名以及配偶和子女的姓名；

在吃饭或上厕所时通常需要协助。

第六阶段——严重认知能力衰退，稍严重或中期阿尔茨海默病

记忆力不断下降，可能出现重大个性变化。进行习惯的日常活动时需要大量协助。在该阶段，患者可能：

几乎记不起最近的经历和活动，以及周围的情况；

一般可回想起自己的姓名，但不能完全回忆起个人往事；

偶尔会忘记配偶或主要照顾者的姓名，但一般能够辨别熟悉和不熟悉的面孔；

穿衣需要协助；在无人帮助的情况下，可能会犯错误，例如将睡衣套在白天穿的衣服上，或将鞋子穿错脚；

睡眠/觉醒周期变得不规律；

需要协助上厕所（冲马桶，正确地擦拭、丢弃卫生纸等）；

大小便失禁的情况增加；

出现重大个性变化和行为症状，包括多疑和错觉，例如：认为照顾者是骗子；

出现幻觉（看到或听到并不真实存在的事

情）；强迫的重复行为，例如撕卫生纸；往往会走失、迷路。

第七阶段——极严重的认知能力衰退，严重或晚期阿尔茨海默病

这是该疾病的最后阶段。此时患者会丧失应对环境、进行对话的能力，最后无法控制行动。患者可能：

只会说单个字词或只言片语；

完全需要他人照顾日常生活，包括吃饭、上厕所；

还可能失去微笑能力，失去在无支撑的情况下坐立以及抬头的能力；

出现强握、吸吮、摸索等原始反射，肌肉变得僵硬；

吞咽能力下降。

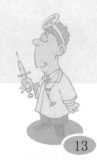

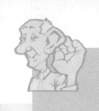

血管性认知症有什么典型表现?

　　缺血性卒中、出血性卒中和脑缺血缺氧等原因均可导致脑血管性认知症。这种疾病在我国的患病率约为1.1% ~ 3.0%,年发病率在5 ~ 9/1 000人。它的发病有很多高危因素,高龄、吸烟、家族史、复发性卒中史和低血压者等都易患血管性认知症。

　　血管性认知症的典型表现如下:

　　1. 突发的认知功能减退;

　　2. 认知功能障碍发生在明确的脑卒中后3个月内;

　　3. 认知功能缺损呈阶梯状进展。

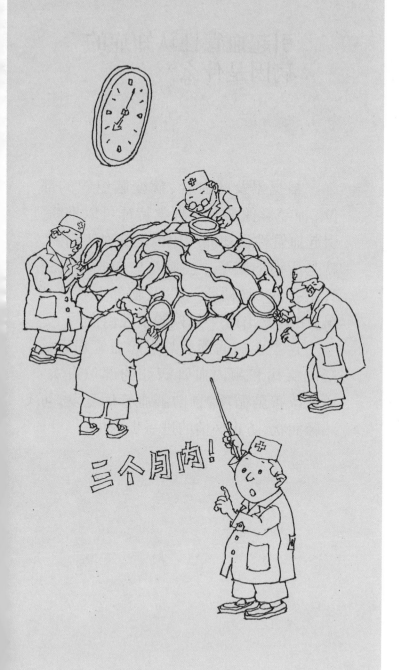

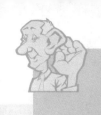

引起血管性认知症的
病因是什么？

　　根据累及的血管、病变脑组织的部位、神经影像学和病理学特征可以推断，引起血管性认知症的原因是脑血管病变，就是所谓的脑卒中。脑卒中包括脑部血管阻塞的"脑梗死"，以及脑部血管破裂出血的"脑出血""蛛网膜下腔出血"。

　　这类疾病的预后与引起血管损害的基础疾病和颅内血管病灶的部位有关。通过改善脑循环、预防脑血管病复发，可减轻症状，防止病情的进一步恶化。

血管性认知症的病程是怎样发展的?

血管性认知症的潜伏期较长,一般不易被早期发现,也不会被重视。若在早期能施以适当治疗,则有可能阻止病情的恶化,若配以有效的康复,甚至可以改善症状。

一旦患上血管性认知症,患者就会出现明显的精神症状,如记忆力差,计算力、定向力减退,或有血管病继发的神经损害问题。

随着脑血管病变的反复发作,认知症的症状会阶段性地恶化。该疾病每次发作后可残留一些神经精神障碍,反复发作叠加,直到智力全面衰退。

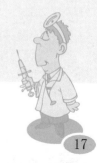

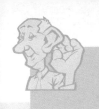

路易体认知症有什么典型症状？

在认知症的疾病谱中，路易体认知症（Dementia with Lewy body, DLB）可以说是最富有临床戏剧特色、最容易被误诊，也是较晚才被单列出来的认知症类型。从DLB的名字就可以推断出路易小体（Lewy Body, LB）是它的主要病理特征之一。

路易体认知症的典型症状包括：认知功能障碍伴随身体佝偻、小步行走、面无表情等帕金森病症状，常有幻觉、易摔跤、出现对镇静药物敏感等表现。

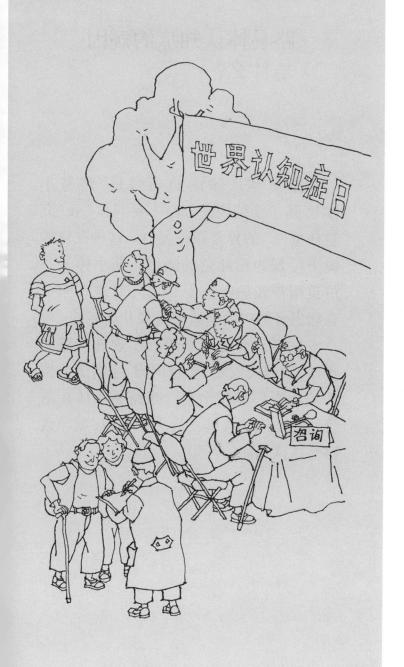

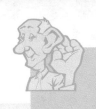

路易体认知症的病因是什么？

　　路易体认知症的病因是"路易小体"，其主要结构成分是一种叫作"α-突触核蛋白"的异常颗粒蛋白。这种在显微镜下呈现为粉红色的圆形均质小体是一位英国神经病学家于1913年首次在帕金森病患者的中脑黑质中发现并命名的。

　　帕金森病患者脑干会出现许多路易小体，致肌肉僵硬、步行困难、手抖等典型的帕金森病症状出现。当路易小体在掌管认知功能的大脑皮质大量堆积，就导致路易体认知症的产生。

额颞叶型认知症有什么典型症状?

额颞叶型认知症是指中老年患者缓慢出现人格改变、言语障碍及行为异常的认知症。神经影像学显示额颞叶萎缩,在病程早期可见吸吮反射、强握反射,晚期出现肌阵挛、锥体束征及帕金森综合征。

额颞叶型认知症的典型症状如下:

1. 无视社会规范,行为异常,如举止不当、对事物漠然和有冲动行为等;

2. 像鹦鹉一样重复对方的话;

3. 反复做出相同行为。

额颞叶型认知症的病程很少超过10年,预后差,多死于肺部感染、泌尿系感染和压疮等。

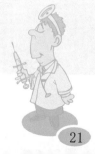

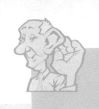

额颞叶型认知症的
病因是什么?

　　额颞叶型认知症的平均好发年龄在50岁后、70岁前,常有不符合常理的举动出现,或明显的语言障碍。约1/4的额颞叶认知症患者存在Pick小体,发病高峰为60岁,女性较多。患者掌管理性的前额叶以及掌管听觉和语言理解的侧颞叶会逐渐萎缩。

　　额颞叶型认知症的病因是:大脑的额叶与颞叶发生Tau蛋白过度聚集,致神经元胞体特发性退行性病变或轴索损伤,继发胞体变化,与Tau蛋白基因突变有关。

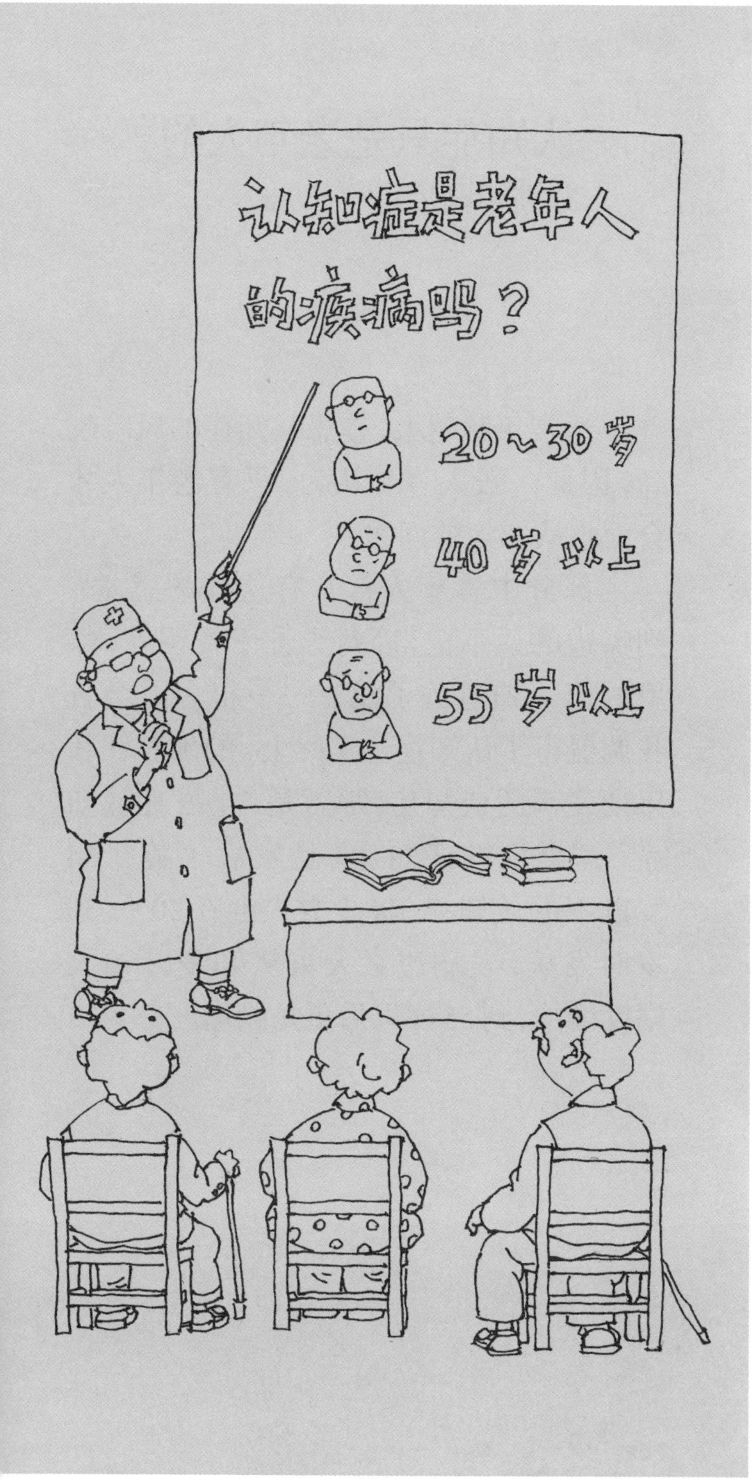
认知症是老年人
的疾病吗？
20～30岁
40岁以上
55岁以上

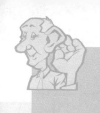

认知症只是老年人的疾病吗？

通常年龄越大，罹患认知症的风险越高，因此一般人容易认为，只有老年人才会面临认知症的问题。

部分中青年人常常有这样的感觉：到嘴边的话不记得，每天忙于找钥匙，家里的门不知道关了没有……很多人会自我调侃得了认知症。实际上，的确有在壮年期发病的认知症，那就是"早发性认知症"。"早发性认知症"是发病年龄在64岁以下的认知症，极少数人会在20～30岁时发病，发病患者人数从40岁开始大幅度增加，到55岁以后更是剧增。

认知症离我们有多远？

随着现代医药的发展，一些过去医书中记载的诸如"天花"之类的不治之症，在世界范围内早已绝迹了。然而随着人类的平均寿命不断延长，新的死神不断出现在人类追求长寿的道路上，比如认知症。

认知症，俗称老年痴呆。其中阿尔茨海默病是认知症中最常见的类型，约占所有认知症的40%～60%。相关资料显示，全球每6.5秒钟就会新增一名认知症老人，认知症已成为继心血管病、脑血管病和癌症之后老年健康的第四大"杀手"。

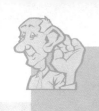

罹患阿尔茨海默病的风险有多高?

健康长寿是每个人的心愿,但是很多疾病会随着年龄的增长而呈现高发、多发的状态,认知症就是其中之一。

流行病学调查的结果表明,随着年龄的增加,阿尔茨海默病的患病率明显增高。多数的调查显示,65岁以上人群的患病率为5%,随着年龄的增长,患病率会相应提高。80～85岁人群的患病率可达20%～30%,而年龄超过90岁的人群中,阿尔茨海默病的患病率高达40%～50%。

世界阿尔茨海默病宣传日是哪一天？

　　每年9月21日是"世界阿尔茨海默病宣传日"，也有人将其称为"世界老年痴呆日"，它是国际老年痴呆协会1994年在英国爱丁堡第十次会议上确定的。在这一天，全世界60多个国家和地区都会组织一系列活动，来宣传疾病相关知识。在中国各地，每年这个日期，都会有医院或者公益项目通过义诊、讲座等形式呼吁全社会关注认知症，关爱老年群体。在平时，各个社区、街道、老年大学也会组织相关的讲座和宣传活动。

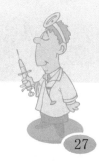

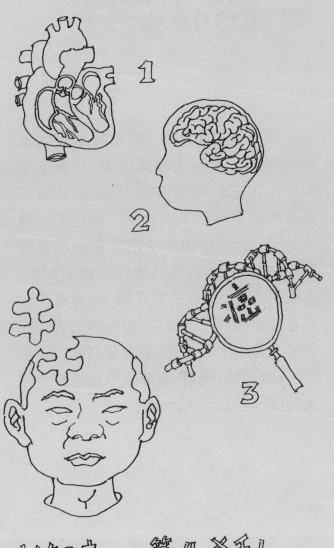

认知症 — 第 4 杀手！

怀疑家中老人患上了认知症，应该怎么办？

　　怀疑家中老人患上了认知症，在家中，家属可参考针对认知症的简易测试量表（参见附录），对老人的情况进行初步评估，但评估结果只可作为参考，并不能作为诊断依据。家人应携带患者尽早去正规医院的神经内科、脑病科就诊。

　　确诊患者可以选择在专业医院、部分收治认知症患者的养老院或者在家中由掌握一定护理知识的人员进行照护，以延缓病情进展。患者家属也可以参考本书中的一些护理方法照护患者。

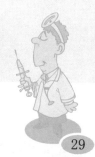

什么是假性认知症?

　　假性认知症的智力障碍主要是由于强烈的精神创伤所致,在大脑的组织结构方面没有任何器质性的损害,仅是功能性病变。经过适当的治疗,病情可在短时间内明显好转,甚至完全恢复正常,常见于老年抑郁症、癔症和反应性精神病等。

　　假性认知症是一类特殊的认知症表现,主要是一种心理状态,完全可以恢复正常。最典型的是刚塞氏综合征,又称心因性认知症,多见于有强烈心理刺激的癔症和拘禁性反应等。

哪种性别更容易患认知症？

很多疾病都有性别偏爱，认知症也不例外。根据目前的情况统计，认知症的女性患者比男性患者多出一倍，但由于对认知症的病因目前尚未完全弄清楚，所以女性患病率比男性患病率高的原因也不得而知，但是医学专家也根据男女性特点猜测了一些原因。

目前专家学者提出的原因可能有：

1. 女性平均寿命比男性更长；
2. 女性用脑比男性相对少；
3. 女性平均文化程度比男性低；
4. 其他差异因素等。

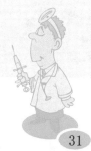

篇二

认知症的诊断

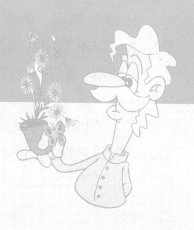

认知症有哪些表现？

　　早期临床症状主要包括日常生活能力减退、精神行为症状和认知功能减退，核心症状主要是记忆力减退，特别是近事记忆减退。

　　1. 记忆功能减退：患者会经常忘记刚说过的话、做过的事，而且事后回忆不起来，甚至多数患者会否认自己存在记忆障碍，否认因记忆力差而影响了工作和生活。

　　2. 语言障碍：患者可能经常忘记简单词语或以不常用的词语来代替表达，让人难以理解；无法说出日常物品的名称；口语量减少。

　　3. 时间和空间定向力障碍：患者会忘记今天是星期几，记不清具体的年、月、日，在熟悉的地方也会迷路。

4. 智能改变：患者计算能力差，思维迟钝，综合分析能力减退，分不清主次，甚至面对数字不知所措，不能理解基本常识。

5. 判断力差：患者反应迟钝，很难跟上他人交谈时的思路；易将东西放错地方。

6. 情绪或行为改变：患者敏感多疑或非常恐惧，或越来越暴躁、固执，情绪波动迅速，有时会毫无原因地突然哭泣，或突然变得极为愤怒。

7. 人格改变：患者的为人处世较病前不同，如怀疑家人偷窃自己的钱财或把一些不值钱的东西藏起来。

8. 兴趣丧失：生活和工作的主动性丧失，极为被动和消极，终日无所事事，在家里无目的地晃来晃去。

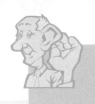

认知症的诊断标准
有哪些？

表1 世界卫生组织国际疾病分类的诊断标准

诊断依据	诊 断 标 准
世界卫生组织国际疾病分类的诊断标准	1.认知症的证据和严重程度 （1）学习新知识发生障碍，严重者对以往的事情回忆不起来 　　A.轻度：出现涉及日常生活的记忆减退，但仍能独立生活，主要影响近期记忆，远期记忆可能受影响或不受影响。 　　B. 中度：有较严重的记忆障碍，已影响到患者的独立生活，可伴有括约肌功能障碍。 　　C. 重度：严重的记忆障碍，完全需他人照顾，有明显的括约肌功能障碍。 （2）智力减退，思维和判断功能障碍

诊断依据	诊 断 标 准
世界卫生组织国际疾病分类的诊断标准	A. 轻度: 智力障碍虽影响到患者的日常生活, 但患者仍能独立生活, 但完成复杂任务有明显影响。 B. 中度: 智力障碍已影响到患者的独立生活, 需他人照顾, 对任何事物完全缺乏兴趣。 C. 重度: 完全依靠他人照顾。 2. 无意识障碍 3. 可伴有情感、社会行为和主动性障碍 4. 上述症状至少明确存在6个月以上如果出现失语、失认、失用等皮质损害的体征时, 以及 CT、MRI、SPECT 和 PET 等影像学检查出现相应的改变, 就更支持诊断。

表2　中国精神疾病分类与诊断标准（第3版）

诊断依据	诊 断 标 准		
中国精神疾病分类与诊断标准(第3版)	阿尔茨海默病	症状标准	（1）符合器质性精神障碍的诊断标准； （2）全面性智能性损害； （3）无突然的卒中样发作，疾病早期无局灶性神经系统损害的体征； （4）无临床或特殊检查提示智能损害是由其他躯体或脑的疾病所致； （5）下列特征可支持诊断但非必备条件： A. 高级皮层功能受损,可有失语、失认和失用； B. 淡漠、缺乏主动性活动,或易激惹和社交行为失控；

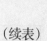

诊断依据	诊 断 标 准		
中国精神疾病分类与诊断标准（第3版）	阿尔茨海默病	症状标准	C. 晚期重症病例可能出现帕金森病症状和癫痫发作； D. 躯体、神经系统，可实验室检查证明有脑萎缩； （6）神经病理学检查有助于确诊。
		严重标准	日常生活和社会功能明显受损。
		病程标准	起病缓慢，病情发展虽可暂停，但难以逆转。
		排除标准	排除脑血管病等其他脑器质性病变所致智能损害、抑郁症等精神障碍所致的假性痴呆、精神发育迟滞，或老年人良性健忘症。

诊断依据	诊 断 标 准	
中国精神疾病分类与诊断标准(第3版)	阿尔茨海默病（老年前期）	（1）符合阿尔茨海默病的诊断标准，发病年龄小于65岁； （2）有颞叶、顶叶或额叶受损的证据，除记忆损害外，可较早产生失语（遗忘性或感觉性）、失写、失读、失算或失用等症状； （3）发病较急，呈进行性发展。
	阿尔茨海默病（老年期）	（1）符合阿尔茨海默病的诊断标准，发病在65岁以后； （2）以记忆损害为主的全面智能损害； （3）潜隐起病，呈非常缓慢的进行性发展。

40

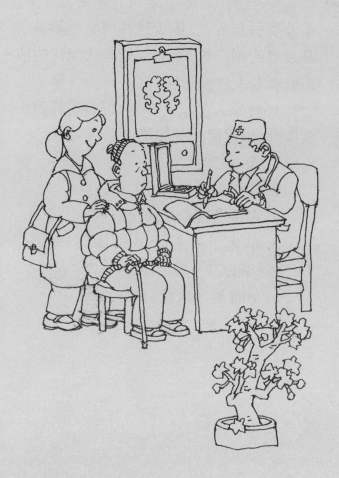

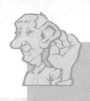

怀疑家里人患上了认知症，可以做哪些方面的检测？

一旦发现家中老人"老糊涂"了，千万要引起重视，因为这种情况并不一定是衰老的副产物，而有可能是认知症的前兆或者老人已经患病。

怀疑家人患了认知症，可以陪其到正规医院，根据医生的建议做下列检测：

1. 头颅CT；

2. 头颅磁共振（MRI）；

3. 经颅多普勒超声检测（TCD）；

4. 单光子发射计算机体层扫描（SPECT）；

5. MRI灌注成像（PMR）。

有什么测试认知症的量表吗？

当怀疑家人得了认知症，在第一时间无法立刻就医的，可以参考一些简易量表（参见附录）来初步判断患病的可能性。无论量表结果如何，一定要在近期带上疑似患者去正规医院进行诊断。

目前，国内临床经常应用的有画钟测验、简易精神状态检查表（MMSE）、最基本的日常生活自理能力量表（ADL）、一般的日常活动能力量表（IADL）、老年人认知能力筛查量表（CASI）等，它们共同的特点是简易、耗时短、检测者易于掌握、易被患者接受。

如何确定认知症的类型？

  根据认知症的病因学诊断步骤，可为大多数表现为进行性智力衰退的认知症确定病因：

  1. 有无皮质性特征（失语、失认、失用、失算等）。若有，考虑患者是否是阿尔茨海默病或皮克病。

  2. 有无多发性缺血发作特征。如果患者具有皮质性特征，又具有多发性缺血发作特征，则考虑患者为血管性认知症或者多发梗死性认知症。

  3. 有无运动障碍。若患者具有皮质性特征，无明显的缺血发作，但有明显的运动障碍，如舞蹈样动作、震颤、不自主运动、共济失调等，考虑患者为锥体外系综合征认知症。

  4. 有无明显的情感障碍。若患者具

有皮质性特征,无明显的缺血发作,亦无运动障碍,但有明显的情感障碍、情绪低落,则考虑患者为抑郁性认知症(假性认知症的一种)。

5. 有无脑积水。若患者具有皮质性特征,无明显的缺血发作,无运动障碍,无明显的情感障碍,但有脑积水,则考虑患者为正常颅压脑积水性认知症。

若患者具有皮质性特征,无明显的缺血发作、无运动障碍、无明显的情感障碍,亦无脑积水,而处于慢性意识错乱状态,则考虑患者为代谢、中毒、外伤、肿瘤或其他疾病所致的认知症。

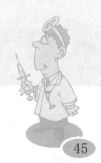

篇三

认知症的干预

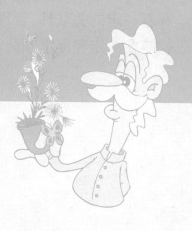

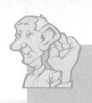

认知症与"生活习惯病"有关联吗?

当代人物质水平有所提高,往往不愁吃穿,但是很多不良的生活习惯变成了新的"健康杀手",困扰着现代人。

过量饮食、酗酒、偏食、运动不足或吸烟等不良生活习惯短期看来并不会影响人们的生活,但是长此以往,会引发各类"生活习惯病",最具代表性的有高血压、糖尿病、血脂异常和肥胖等。殊不知,认知症的发病与恶化和这些"生活习惯病"有着一定的关联性,管理好"生活习惯病"就能在一定程度上预防认知症。

与认知症发病有关的危险因素有哪些？

　　认知症无法预测，但做好自我管理能在一定程度上减少认知症的发病概率。

　　与认知症发病有关的危险因素如下：

　　1. 研究发现，高血压、糖尿病、血脂异常、脑血管障碍除了会造成血管性认知症之外，同时也是造成阿尔茨海默病型认知症的风险因素；

　　2. 抑郁症与阿尔茨海默病型认知症的关系密切；

　　3. 曾经因头部重伤而丧失意识的人，容易患认知症；

　　4. 认知症有家族遗传倾向。

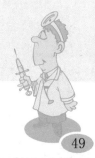

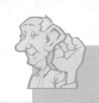

如何预防认知症的
发病?

很多疾病有预防针可以预防,比如说肺炎、流感、天花、狂犬病等,接种过疫苗能让发病率大大降低或者百分百避免得病。很多科学家也希望能够研发出降低认知症患病可能性的疫苗。

可惜让人遗憾的是,目前仍没有完全有效预防认知症的方法。但是人们也不是完全对该疾病"坐以待毙",可以从预防"三高"、积极治疗抑郁症、防止头部外伤、保持健康的生活方式等方面来减少其风险因素,降低发病可能。

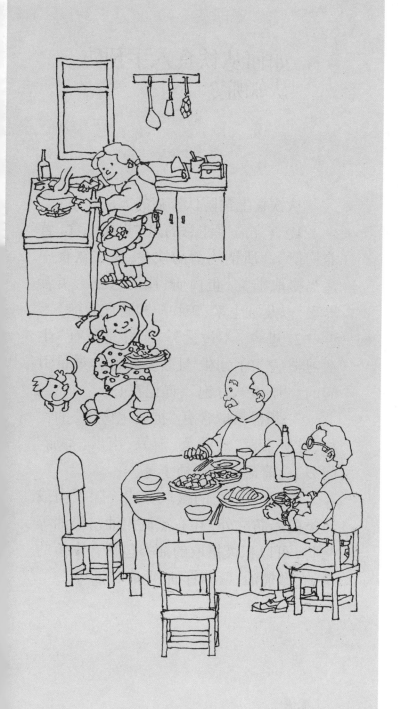

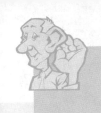

如何从饮食入手预防认知症？

从饮食上预防认知症的方法如下：

1. 首先需要注意的是"规律进食，营养均衡"。所谓均衡的饮食，是在饮食中适当摄取糖类、蛋白质、脂肪这三大类营养素，以及维生素、矿物质和膳食纤维。

2. 进食"不过量"。肥胖是所有"生活习惯病"的元凶，且多半是进食过量引起的。"吃饭八分饱"，谨记在心。

3. 积极摄取含有"抗氧化物质"的食物，比如菠菜、青花菜、芦笋、南瓜、番茄、胡萝卜、葡萄、蓝莓、柿子等。

4. 注意脂肪的摄取方式。除了肉或鱼类的脂肪之外，还有烹调用油与奶油等脂肪，可以积极摄取的油类包括青皮鱼的鱼油、橄榄油、紫苏籽油、亚麻籽油等。

运动是否能有效预防认知症?

"生命在于运动",这是法国思想家伏尔泰的一句名言,一语道破了生命的奥妙,揭示了生命活动的一条规律。

运动有很多益处。比如,通过运动可以增加分解 β-淀粉样蛋白的"脑啡肽酶"酵素以预防认知症。而且在运动时,肌肉细胞会分泌一种叫作鸢尾素的物质,鸢尾素有增加"BDNF"(脑源性神经营养因子)的作用,可活化脑神经细胞。因此,为了预防认知症,建议每周做3～4次的有氧运动,每次30分钟。所以建议大家不妨从现在开始,保持每周运动的习惯。

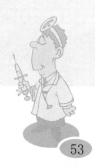

吸烟与认知症有何联系?

众所周知,吸烟有害健康。这并不是危言耸听,科学家已经证实,吸烟与诸多疾病有着直接或者间接的关系。

吸烟和认知症也存在一定程度的关联。调查结果显示,吸烟量越大者,认知症的发病率越高。与非吸烟者相比,一天抽11～40支香烟的人发病率为非吸烟者的1.4倍,一天抽41支烟以上者甚至达到2.1倍。为了预防认知症,我们建议,吸烟者从今天、现在这一刻起所能做的就是"戒烟"。

牙周病会增加认知症的风险吗?

俗话说: 牙疼不是病, 疼起来要人命。牙周病就是引发牙龈问题的常见疾病。如果不是医务工作者, 也许很少有人知道, 牙周病和认知症存在一定程度的关联。

目前得知, 牙周病与增加认知症风险有一定的相关性。牙周病是造成成人失牙的首要原因。牙周病与阿尔茨海默病有两个相同的特征, 即氧化应激和炎症, 故牙周病在加重阿尔茨海默病中可能起作用。老年期的牙周病患者的患病风险为仍保有20颗牙齿的正常人的2倍之多。

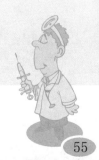

与人来往和几乎不与人来往的人群在罹患认知症的概率上有何差别？

瑞典的一项调查得出了以下结论：

以1 000名独居且几乎没有亲朋好友来访的人为对象调查认知症的发病概率，1 000人中有160人罹患了认知症；另一方面，以1 000名与家人同住且孩子或朋友每周造访1次以上的人为对象进行相同调查，1 000人中罹患认知症的只有20人。由此可知，缺乏良好人际关系的人罹患认知症的概率是其他人的8倍。因此，常和家人、朋友、熟人聊天，参加各种聚会等对预防认知症很有帮助。

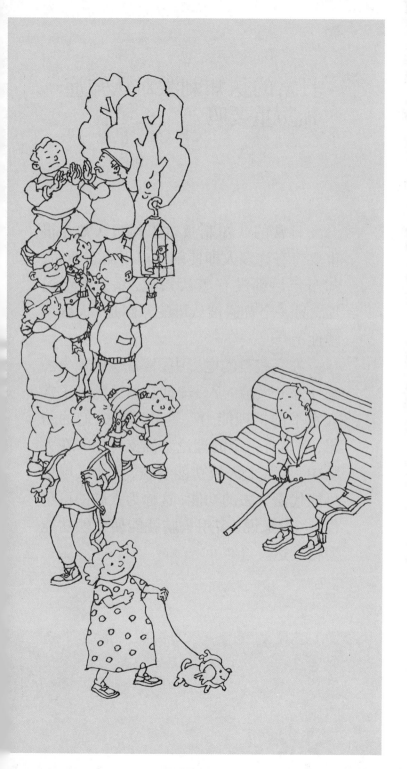

日常的认知刺激对认知症预防重要吗?

日常的认知刺激对于预防认知症很重要。有许多人即使脑部出现病态萎缩，却多年后都没有患认知症，除了生活习惯，另一个普遍被认可的原因是"大脑可塑性"。

在一些科幻电影中，常常会出现失去某一部分大脑的人，却拥有远远超过正常人水平的推理能力。这并不是人们的幻想，而是有一定的理论基础支持的。在大脑中，若某个区域功能衰退，其他区域也可能代偿失去的功能，这称为大脑的可塑性，一般来说，多用头脑就能使代偿功能变得发达。

如何防止认知功能衰退？

防止认知功能衰退可以采用以下方法：

锻炼"情景记忆"，即记住事情，再回想起来。比如：回想前一天早餐的菜色，写两天前的日记，回想昨天看的电视节目内容。

锻炼"注意力分配能力"，即顾全整体，同时进行多项事务。比如：一边散步、一边聊天，一边洗澡、一边唱歌，一边做体操、一边玩文字接龙。

锻炼"计划能力"，即拟定计划，着手做新的事情。比如：拟定旅行计划，学电脑技术，看食谱尝试新菜色。

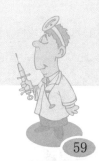

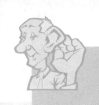

外表比实际年龄年轻的人，是否不容易患认知症？

青春永驻是每个人的心愿。那些上了年纪却拥有比实际年龄年轻皮囊的人往往能够拥有更良好的人际关系和更加积极的生活态度。而这些人是不是也会被岁月青睐，远离认知症的困扰呢？

在南丹麦大学进行老化研究的克里斯坦森教授曾经发表的一项研究指出，外表比实际年龄年轻的人，更不易患认知症。其中可能的原因是，皮肤是呈现内脏状态的一面镜子。外表看起来比实际年龄老，身体里面内脏老化程度高的可能性也大大增加。

睡眠不足的人容易
患认知症吗？

　　睡眠不足是指没有达到正常的睡觉时间。睡眠不足会带来许多身心的伤害：思考能力下降、警觉力与判断力削弱、免疫功能失调、失去平衡等。

　　少睡了，就像欠了债，长年累月，是得付出代价的。长期睡眠不足有很多潜在的危害。目前已知，睡眠状态不佳的人更容易患上认知症。睡眠不足对脑部的影响，远比我们想象的要大。熬夜更是要付出巨大的健康成本，使得免疫力大大下降，所以呼吁大家从今天起睡个好觉，避免熬夜。

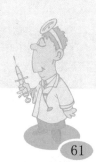

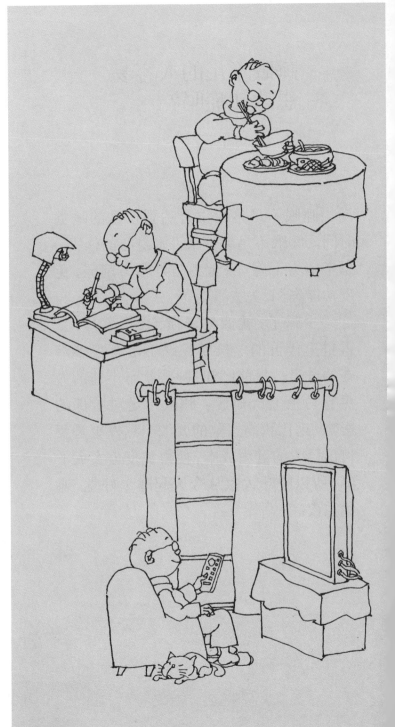

行走锻炼可以预防认知症吗？

走路是世界上最简单的运动形式，别看它简单，益处还真不少。走路有助于提高体内各种生理、化学过程，促进新陈代谢，消耗热量。

在预防及改善认知症方面，一般认为最有效的运动是行走锻炼等有氧运动。有报告指出，每天行走锻炼30分钟以上的人患认知症的风险是没有行走锻炼的人的一半。走路时，步伐宽、速度稍快，也是预防认知症的方法之一，运动强度则以呼吸稍喘以及冒汗为标志。

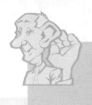

持续工作的人和很早就退休的人，哪一种人比较容易患认知症？

有人一辈子工作，90多岁在去谈判的飞机上去世；有人早早退休，在家尽情享受天伦之乐。这两种不同的生活方式，孰好孰坏呢？每个人都有自己的选择，这两种截然不同的生活方式并没有对错和好坏之分。那它们和认知症有什么关系呢？

无论是一辈子工作，或是很早就退休的人，只要能够持续感悟生活的美好，保持良好的生活习惯，都可以减少患上认知症的风险。良好的心理状态和良好的生活习惯都是健康长寿之本。

对异性始终有兴趣的人和对异性没有兴趣的人,哪一种不容易患认知症?

有人享受一辈子和不同人的恋爱;有人在情感道路上受伤后就孑然一身;有人婚后常常和伴侣制造小浪漫,为了保有恋爱的状态和感觉。

那么,这些状态和认知症有什么样的关联呢?实际上,对异性持续保持兴趣的人更不容易患认知症。保持对异性的兴趣,保有对异性怦然心动的感觉,对于预防认知症有一定帮助,因为良好的状态能保持机体器官运行的良好,还能保持心理状态的年轻。但是,性生活要适可而止。

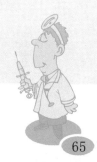

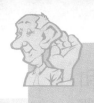

喜欢忆当年的人和不喜欢谈往事的人,哪一种较容易患认知症?

我们每个人都拥有许多对往事的记忆。这些是发生在过去的真实经历,也是我们的人生轨迹。

美国的一项研究证明:上了年纪之后,年轻时代的环境以及生活习惯,其实能够成为重返青春的素材。因此,与兴趣相投的人聚在一起,聊聊当年,对于预防认知症有正面的帮助。对于认知症患者来说,他们往往容易忘记最近发生的事情,而对于陈年旧事往往记忆深刻,医学专家也因此创立了"怀旧疗法"。

有简单易行的从视觉上
预防认知症的方法吗?

对于患有阿尔茨海默病视觉变异型的患者来说,他们看到的是一些零碎的画面,还会出现阅读串行、不能判断物品的距离等症状。面对这种情况,患者首先会想到是不是眼睛出毛病了,但去眼科就诊却发现并没有问题,这时候就要注意去查一下是否患上了认知症。

这里给大家介绍两个简单易操作的从视觉上预防认知症的方法:一是眼球转动操。顺时针、逆时针各转一圈为一组,一天三组。二是每天保持阅读的习惯,减少电视、电子产品的使用时间。

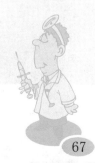

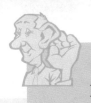

有简单易行的从听觉上
预防认知症的方法吗？

从听觉上预防认知症，简单易行的方法如下：

猜猜声音从哪里来，一天一次以上；最简单的可以在屋外敲门，让老人辨别声音的来源；不看歌词唱歌，一天五首，可以让老人唱一些具有他们时代特色的歌曲。

而对于患有认知症的人来说，有研究表明，即使到了晚期，患者仍然可能听得到，因此，听喜爱的音乐，大声地为患者朗读杂志和报纸，大声和他们打招呼，虽然他们不能表达，但是可以感受到温暖。

有简单易行的从味觉上预防认知症的方法吗？

人进入老年后，舌乳头开始萎缩，味蕾因受损也大大减少，因此易出现味觉障碍，甚至逐渐丧失。患有慢性消耗性疾病，如糖尿病、心血管疾病、肝病、消化道功能紊乱及认知症等也会影响老人的味觉。

简单易行的从味觉上预防认知症的方法有以下几种：

说说食物的味道，每餐一次，从每天的一日三餐开始让老人描述食物的口感、味道；挑战没有吃过的新食物，每月一次，需要注意的是，若老人不愿意尝试新食物，不可以勉强，在他们心情好的时候再进行尝试。

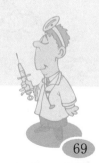

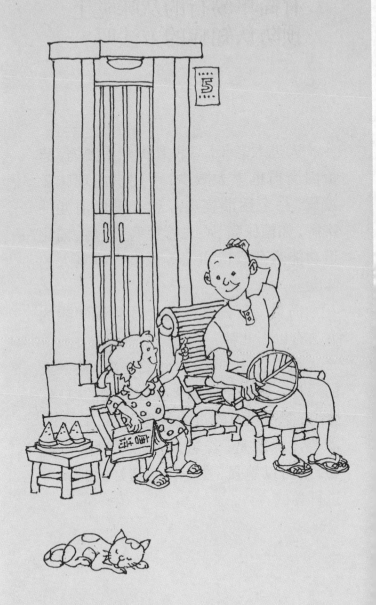

有简单易行的从触觉上
预防认知症的方法吗？

　　随着人体的衰老，老年人不仅在视觉、听觉上发生了退行性变化，在触觉上也发生了退行性变化。有研究发现，进入老年期的人，皮肤上敏感的触觉点数目显著下降，皮肤对触觉刺激产生最小感觉所需要的刺激强度随着年老过程逐渐增大。触觉训练一定程度上会延缓这一过程。

　　简单易行从触觉上预防认知症的方法有：

　　手机输入文字练习，一天一首诗歌，约10分钟。老年人不会拼音，可采用"手写"功能。数数有几张纸，杂志、扑克均可作为道具，一日一次，但练习时需要有人看护，避免误食。

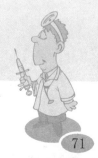

有简单易行的从嗅觉上
预防认知症的方法吗？

　　嗅觉是人类的原始感觉之一，起着识别、报警、增进食欲、影响情绪等作用。嗅觉在维持人类正常的生命活动中并非无足轻重，研究表明，嗅觉障碍与认知症具有相关性，有部分患者在认知症的早期阶段即存在嗅觉的减退，甚至损失。

　　从嗅觉上预防认知症的方法有：

　　比较不同种类花卉的香气，每天早上进行约15分钟。可以从花店买一些不会引起过敏、没有毒性、有香味的花放在家中老人够不到的地方，训练时拿下来；还可以看广告想象气味，一天5次。

预防认知症需要补充叶酸吗？

叶酸是一种水溶性维生素，是从菠菜叶中提取纯化的，具有促进骨髓中幼细胞成熟的作用。人类如缺乏叶酸，可引起巨红细胞性贫血以及白细胞减少症，对孕妇而言，叶酸的补充尤其重要。

也有很多证据显示，富含叶酸的蔬菜和水果能预防认知症，因此目前可以推荐的做法是多食用黄绿色蔬菜和水果，避免身体缺乏叶酸。例如：毛豆、芹菜、菠菜、香蕉、猕猴桃、樱桃等。

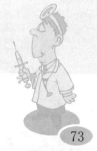

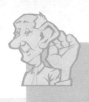

什么是有效预防认知症的"地中海式饮食"？

　　要想预防认知症，建议采用"地中海式饮食"。"地中海式饮食"是指有利于健康的，简单、清淡以及富含营养的饮食。这种特殊的饮食结构强调多吃蔬菜、水果、鱼、海鲜、豆类、坚果类食物，其次才是谷类，并且烹饪时要用植物油（含不饱和脂肪酸）来代替动物油（含饱和脂肪酸），尤其提倡用橄榄油。

　　"地中海式饮食"以自然的营养物质为基础，包括橄榄油、蔬菜、水果、鱼、海鲜、豆类，加上适量的红酒和大蒜，再辅以独特调料的烹饪方式，是一种特殊的饮食方式。

现在年纪尚轻,等到了40岁再开始锻炼保养还来得及吗?

　　美容圈有一句常用语：你从几岁开始保养,你的肌肤就停留在几岁。这句话有一定的道理,而且保养也不仅仅是肌肤的保养,坚持锻炼、保持健康的生活方式、多吃蔬菜水果、保持充足的睡眠等都是保养的一部分,进行得再早也不嫌早。

　　最新的多项研究显示,不同年龄段出现的高血压、血压过低、肥胖或体重过轻、抑郁等现象都容易导致认知症风险的增加。所以,预防认知症要从年轻开始,锻炼身体和保养身体,都要从年轻开始。

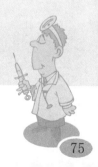

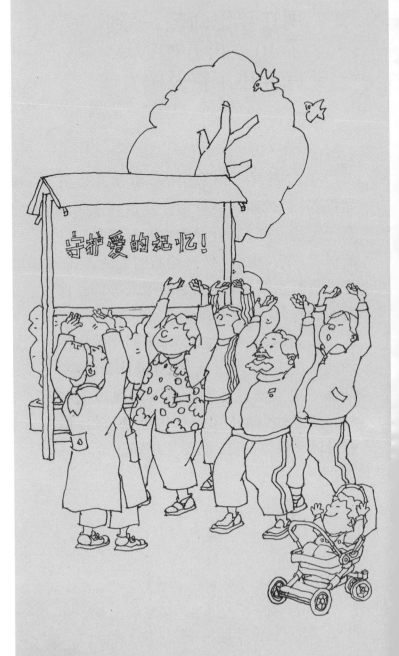

人体内水分一旦不足，就容易患认知症吗?

　　水是人类生命的第一要素，是人体七大营养素（水、蛋白质、脂肪、碳水化合物、矿物质、维生素、纤维素）之首。水是人体细胞和体液的主要成分，人体内的水分维持着身体内环境水和电解质的平衡。

　　同样，对于脑部健康来说，没有比水更重要的物质了。脑部即便缺了一点水，它的运作也会产生障碍。因此，不想得认知症就得及时补充身体所需水分。

　　需要引起重视的是，对于心脏病患者，补充水分的量要遵从医嘱。

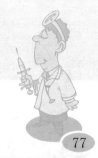

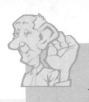

治疗认知症常用的西药有哪些类型？

治疗认知症常用的西药有以下类型：

1. 改善胆碱神经传递药物

认知症患者脑内乙酰胆碱显著减少，使用胆碱能增强作用的药物，对学习、记忆和认知功能有改善作用，是现在治疗轻、中度AD的一线治疗药物。代表药物有多奈哌齐、利斯的明、加兰他敏、石杉碱甲等。

2. 改善脑血液循环和脑细胞代谢的药物

脑代谢激活剂具有激活、保护、修复大脑神经细胞作用，能够抵抗物理、化学因素所致的脑功能损害，改善记忆和回忆能力，是认知症治疗的可供选用的药物。代表药物有吡拉西坦、茴拉西坦、奥拉西坦、吡硫醇。

3. 钙离子拮抗剂

钙离子拮抗剂可以抑制钙离子的超

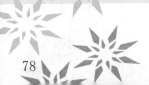

载,减轻血管的张力,预防血管痉挛,保持组织的活力,从而改善学习和记忆功能,延缓认知功能的下降进程。代表药物有尼莫地平、氟桂利嗪、维拉帕米等。

4.非甾体抗炎药

非甾体抗炎药可能通过抑制与老年斑形成有关的炎性反应,如抑制小胶质细胞增生或干扰了老年斑的形成,从而减缓AD的发展。常见的非甾体抗炎药有吲哚美辛、替尼达普、阿司匹林、布洛芬、萘普生等。

5.抗氧化剂

抗氧化剂用于改善认知障碍、操作障碍、情感障碍和社会行为障碍等。抗氧化药物通过消除活性氧或阻止其形成,以达到延缓、阻止神经细胞退化的目的。代表药物有维生素E、褪黑激素。

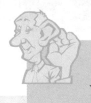

治疗认知症常用的中药有哪些类型?

中医认为,认知症主要与肝肾亏虚、髓海不足、脾肾两虚、心肝火盛、痰浊阻窍和气滞血瘀等有关,治疗当以益肾健脑、填髓增智为主,兼以健脾益气、活血化瘀,辨证分型,各有侧重。

1. 中药提取物:如丹酚酸、人参皂苷、银杏内酯、蛇床子素、黄皮酰胺、五味子酚等,可延缓细胞衰老;

2. 单味中药:如石菖蒲、何首乌、淫羊藿、肉苁蓉、川芎、远志、丹参、熟地、当归、枸杞子、茯苓、黄芪、山茱萸等含有活性成分(包括生物碱类、皂苷类、酚酮类和多糖类)的单味中药常用于认知症的治疗;

3. 复方治疗:脑力康、智灵汤、脑还丹;

4. 针灸治疗:体针治疗、电针治疗、耳针治疗、眼针治疗、灸法治疗、穴位注射等。

认知症若接受治疗，能够治愈吗？

认知症分为"有可能治愈"与"可延缓恶化"两种。因正常压力性脑积水、慢性硬脑膜下血肿、甲状腺功能低下症等疾病而引起的认知症，若在早期施以适当的治疗，治愈的可能性很高。但是，在认知症中占大多数的阿尔茨海默病型认知症、血管性认知症与路易体认知症则目前尚未发现能够完全治愈的疗法，不过却有延缓症状恶化或减轻症状的疗法。不管哪一种疗法，最重要的是尽量在病程的早期阶段开始治疗，以达到最好的治疗效果。

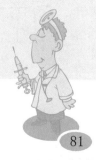

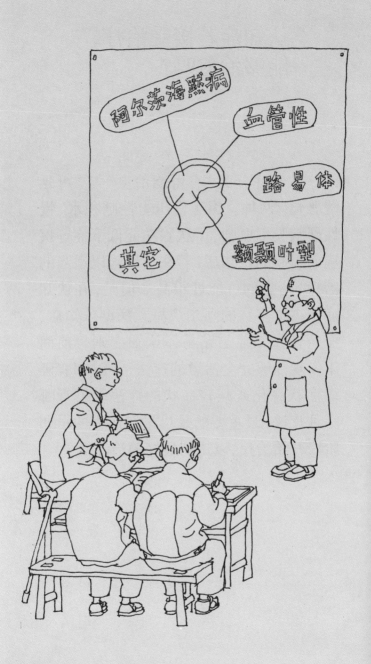

抗认知症的药物到底该不该吃？

　　目前已有改善认知功能的药物，这些药物不具有治疗认知症的能力，药物无法让已退化的脑细胞恢复原状，但能延缓病情恶化。患者家属应当带患者去正规医院进行医学检查确诊病情后，再根据患者实际情况来确定中西医治疗方案，至于使用哪一种药物，需依照认知症类型、症状程度、患者当下情况等决定。

　　需要注意的是，不能因为认知症无法治愈就抗拒药物，如果不服药，会加快认知症的进程，给周围的人带来更多的损失。

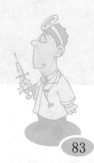

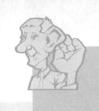

认知症的非药物疗法有哪些？

改善认知症并非只有药物，药物多少会对身体产生一些不良反应，很多认知症合并其他症状的患者并不适合某些药物。实际上，一些非药物疗法也对认知症的改善非常有帮助。

根据目前对认知症的了解，非药物疗法有电脑辅助认知刺激疗法、营养与饮食预防疗法、运动疗法、音乐疗法、园艺治疗和光照疗法、宠物治疗、怀旧治疗、针灸治疗等。不同人群可按照医生或专业人员的指导，尝试不同疗法。

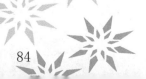

什么是电脑辅助认知刺激疗法？

电脑辅助认知刺激疗法就是通过人机交互的形式，由电脑提供丰富多彩的感觉刺激，利用人机互动模式模拟多种环境，来促进认知症患者学习能力的改善及日常生活能力的提高。

随着电脑技术的发展，计算机与认知症领域的结合已经从理论研究进入应用产品阶段，在认知症的康复训练方面表现出传统方法所无法比拟的优势。比如，可以客观地记录各种数据；可以提供更有趣、更有吸引力的刺激方式；有无限的耐心和较好的灵活性，能够根据患者的不同状况提供个性化的治疗方案。

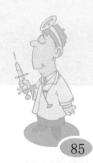

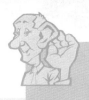

电脑辅助认知刺激疗法的理论依据是什么？

认知刺激治疗最基本的科学假说是"用进废退"论，就是持续使用人体的器官可以维持它的功能或使其功能进步，而若是停止使用，时间长了则器官的部分功能可能会退化。表现在脑神经细胞上，则是持续受到刺激，并且经常使用神经细胞，它的末梢会不断延伸，并且与相关的神经细胞间形成突触，让神经细胞与神经细胞间的讯号传递更有效率。其次是神经新生与神经可塑性理论，近年来的研究进一步认为，身体运动可以促使脑神经细胞新生，而头脑认知刺激治疗则能增加新生细胞的存活率，并且使其功能连接到现有的神经网络。

促进大脑活力的活动有哪些？

　　大脑有许多区域，每个区域具有不同的功能。不同的活动方式内容，能刺激大脑的不同区域。譬如：

　　1. 下棋、打牌或是猜谜，被认为可以刺激大脑额叶的功能，有助于改善脑部的执行功能。

　　2. 配合一些肢体的活动，譬如跳舞、打球甚至散步等，被认为可以促进脑部的视觉空间功能。

　　3. 言语练习或是绘画则需要多个区域的大脑功能协同作用。

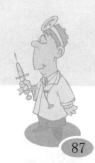

认知刺激治疗有哪些项目？

　　很多人认为，认知刺激治疗只有专业医生才能实施，实际上，经过一定的指导，在家中也可进行一系列认知刺激治疗。

　　在家中可实施的认知刺激治疗项目通常建议的有：根据患者的认知水平与患者谈论其感兴趣的话题、新闻资讯、历史事件和著名人物；注意力、记忆力、视觉空间运动能力的训练；与患者做游戏、剪纸、读报纸、做简单的数学题；把家中布置成患者以往居住的环境，多和患者聊聊往事，等等。

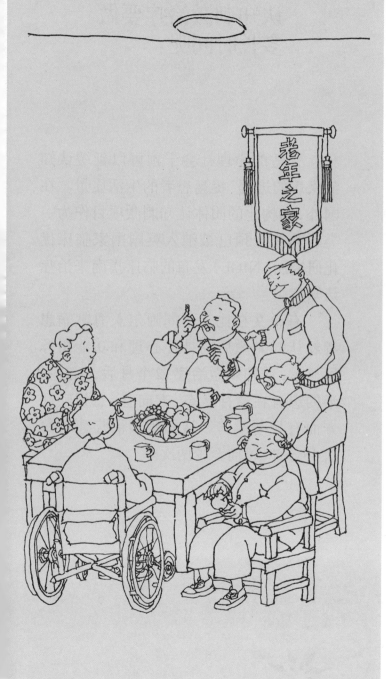

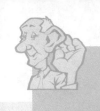

认知刺激治疗要做
多长时间呢?

　　合适的心理社会干预可以延缓认知症疾病的进程,提高患者的生活质量。在国外,结构化的团体认知刺激项目作为一类非药物干预已被纳入英国国家临床优化研究所(NICE)发布的临床指南来治疗认知症。

　　有论文在比较不同阿尔茨海默病患者经认知刺激后的神经心理和功能指标后显示,认知刺激治疗12个月后,超过一半的患者在精神状态、方向感、意识唤起方面有显著改善。认知刺激治疗建议每次45分钟,每周至少两次。

认知症末期进食时应该
注意哪些因素？

　　对于到了晚期的认知症患者，不仅精神严重恍惚，而且吃饭都成了一大难题。因此，照护者只能把食物放进他们的嘴里，否则都没有意识吃饭了。

　　吞咽困难有生理和心理因素的影响。尚有意识的患者在吞咽刚开始出现异样时，即应检查可能的原因，并请教相关医生给予训练。吃东西尤其喝水时，要提醒专心吞咽，否则易有呛到或是气管误吸的可能。半固体食物（如粥）相较于固体或液体而言，比较容易吞下而较少会呛到。严重吞咽困难者建议给予鼻饲。

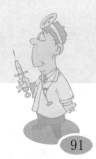

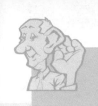

运动疗法的禁忌证有哪些?

如果有下述疾病，请在运动前治疗并改善，否则不建议贸然进行运动：不稳定的心绞痛；严重的心力衰竭；严重的瓣膜性心脏病；恶性或不稳定的心律失常；血压过高（收缩压大于200毫米汞柱或是舒张压大于110毫米汞柱）；大的主动脉瘤；脑动脉瘤或是近期脑出血；严重的系统性身体疾病；急性视网膜出血或是近期接受眼科手术；急性或不稳定的肌肉骨骼损伤；重度认知症或行为紊乱。

运动疗法防治认知症的机制是什么？

现代医学认为，运动可以促进脑细胞新陈代谢。长期运动可使大脑功能增强，机体充满活力，并对已经疲劳的神经细胞起到保护作用，也有助于增强认知症患者对周围环境的适应能力。进行体育运动时，随着全身血液循环加快，脑细胞新陈代谢的废物能够及时得以清除，为发挥脑功能创造了必要的条件。同时，有节奏的运动有助于调节情绪，消除精神紧张和抑郁，对认知症患者的神经系统起到一定的镇静作用。

散步可以防治认知症吗？

对于普通人而言，可能觉得走路是每天都在做的事，没什么可奇怪的。但如果你每天坚持散步一个小时，就会发现当迈开腿的第一分钟身体都在悄悄地变化。因此，我们不能一味认为散步只是一件简单得不能再简单的锻炼。

散步的运动量不大，形式不剧烈，但健脑效果显著。轻松的步行可以增加脑部供血，改善脑细胞的营养和代谢，缓和神经肌肉的紧张，使得大脑皮质细胞得到充分休息。可以每分钟走60～80步，每次散步30～60分钟。

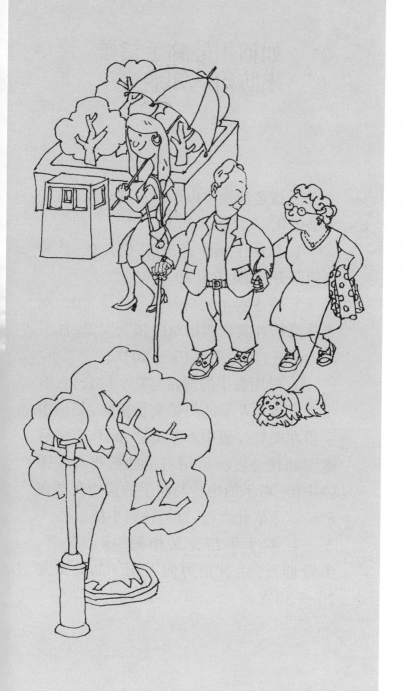

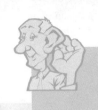

如何用健脑手指操来防治认知症?

手指运动操可以锻炼运动神经,防止大脑老化,具体做法如下:

1. 双手手腕伸直,五指先并拢,然后迅速张开,如此重复20～30次。

2. 将手腕抬到与胸同高的位置上,双手除拇指外其余四指对应相互勾紧,然后用力拉开,如此重复10～20次。

3. 先用右手的拇指与左手的食指、右手的食指与左手的拇指交替接触,使两手手指在交替接触中不断运动,动作熟练后逐渐加快速度。再用右手的拇指与左手的中指、右手的中指与左手的拇指交替接触运动。依此类推,直至做到小指。

4. 双手手指交叉相握,掌心分开,手臂伸直,手腕用力向下压。如此重复20～30次。

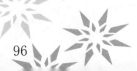

5. 双手手指交叉相握,掌心并拢,手臂放松,两手以手腕为轴来回转动30～40次。

6. 双肘抬到与胸同高的位置上,双手各指依次弯曲,并用力按压劳宫穴(在手掌心,当第2、3掌骨之间偏于第3掌骨,握拳屈指时中指尖处)。如此重复20～30次。

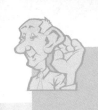

如何用练习太极拳来防治认知症？

目前流行的太极拳是在古代的呼吸导引的基础上，结合民间不同流派的拳术，经过长期发展演化而来的，其中以简化太极拳（24式）最为流行。练习者除了领会拳术的特点外，还需正确掌握拳术套路的要领所在。具体做法如下：

1. 练习前的准备：在练习太极拳前，尽量做到凝神静思，心平气和，精神专一，同时可做些简单的活动，如深呼吸、弯腰压腿等。

2. 意动形随，内外相合：即把注意力灌注到动作中去，所有的动作都要用意识来支配。

3. 呼吸自然，气沉丹田：练习太极拳要求呼吸自然，不能因为运动而引起急促呼吸。

4. 身体放松，以腰为轴：这里所说的身体放松，不是全身的松懈疲怠，而是在身体自然活动情况下，最大限度地放松肌肉和关节。

5. 虚实分清，连绵不断：练太极拳时要求重心稳定，且处处贯穿着手法、身法、步法的变换和转换重心的活动，或由虚到实，或由实转虚，既要分明又要连贯，势势相连。

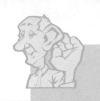

何谓音乐治疗？

音乐治疗是以音乐的实用性功能为基础，按照系统的治疗程序，应用音乐或音乐相关体验作为手段治疗疾病或促进身心健康的方法。只要是系统地、有计划有目的地应用音乐作为手段从而达到促进人类身心健康的目的的治疗方法和治疗活动，都应属于音乐治疗的范畴。

若以活动形式来区分，音乐治疗又分为主动式音乐治疗和被动式音乐治疗：前者指的是唱歌或操作乐器等利用音乐表现自我的疗法；后者指的是利用聆听音乐来刺激感官、引导想象的疗法，不同于漫无目的地听音乐。

认知症患者可以不服药
只做音乐治疗吗？

　　音乐治疗是运用与音乐相关的手段，比如听、唱、演奏、创作、律动、音乐其他艺术形式等方法技术，使被治疗者达到健康的目的。根据目前数据显示，认知症患者坚持服药可以对病情起到延缓作用，但若单纯进行非药物干预而不服药，对于大多数人来说，效果并不如服药明显。

　　研究证据显示，音乐治疗可以作为药物或康复的辅助治疗方法，但不宜当成单独的治疗模式。实际上，任何辅助治疗都无法替代药物。

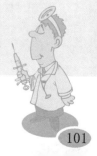

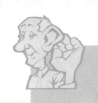

为什么音乐治疗会对认知症患者有效？

当各种医学手段对于治疗认知症作用不大的时候，音乐治疗作为艺术治疗的一种形式便显示出了它的意义和独特性。音乐治疗的主要目标有：提供安全感、帮助患者进行时空定位、提供成就感、感官刺激、减轻焦虑抑郁情绪、激发回忆并保持记忆力、保持社会性行为等。

以阿尔茨海默病患者为例，其主要受损的是大脑海马和大脑皮质区域，发病初期容易忘记最近发生过的事，但陈年旧事都记得，所以能对搭配音乐的怀旧治疗产生共鸣。即使到了疾病后期患者连亲人都认不出来，但负责节奏、动作的大脑皮质下原始区域仍有相当程度的功能，适合跳舞或打鼓，借由非言语行为来沟通、表达情感。

如何进行居家自助音乐治疗？

居家自助音乐治疗的具体做法如下：

1. 聆听一段熟悉的音乐，和患者讨论由音乐引发的回忆和情感。

2. 和患者一起随着音乐轻松地摆动肢体，或做些温和的伸展操。

3. 选择一段轻柔自然风的乐曲，引导患者采取最放松的姿态，保持身心愉悦、安适和沉静。

4. 聆听一段不熟悉或陌生的音乐，鼓励患者描述或表达相关感受。

5. 引导患者更积极地参与音乐活动，如舞蹈或即兴表演。

6. 将音乐应用到患者的特殊需求情境，如帮助睡眠。

7. 建议以一周三次的频率，每次30分钟的活动时间来调整，至少进行4周。步骤1到6无须每次都做，可视情况弹性运用。

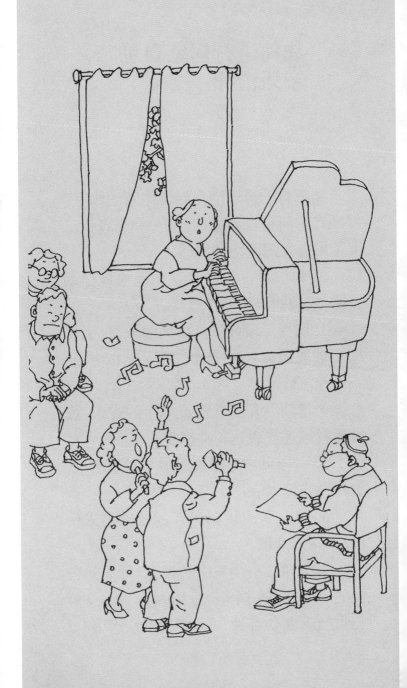

芳香治疗的作用是什么？

　　在临床上已有使用芳香疗法作为认知症终末期患者的一种支持性疗法，同时，芳香疗法也被运用在认知症合并行为心理症状、高血压、疼痛、抑郁、焦虑等症状的辅助治疗。使用芳香治疗可以让患者的生活环境散发着令人愉悦的馨香，取代刻板印象中让人不适的气味。现在芳香辅助治疗多以薰衣草精油为主，其次是香蜂草精油。在选择精油上，也应多尊重患者的主观感受，精油如需外用，建议以植物油稀释，以减少皮肤刺激。

园艺治疗和光照疗法的理论背景是什么？

园艺疗法是借由实际接触和运用园艺材料，维护美化植物或盆栽和庭园，接触自然环境而舒解压力与复健心灵。

光照刺激可能改善认知症患者的睡眠质量，缩短睡眠的潜伏期，增加睡眠时间。光照治疗可改善患者的情绪行为异常。

园艺治疗和光照疗法依据的是环境压力理论。当一个人所处的环境所带给他的环境压力和个体能力程度达到一个良好的平衡时，意味着此人将拥有正向情绪与适应性行为。此外，在天然环境下活动，有利于降低人的攻击性。

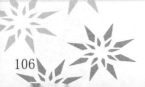

如何使用光照疗法缓解睡眠障碍？

　　光线会影响大脑中神经传导素的分泌，其中和日夜节律最相关的神经传导素便是褪黑激素。光照疗法的目的是利用人造强光来调节褪黑激素的分泌，借此改变人体睡眠的生理现象。

　　流明是光通量的国际单位，流明值越高表示越亮，一个40瓦的普通白炽灯泡，可以发出约400流明的光。在清晨照强光（大于1 000流明亮度），可以帮助夜晚睡眠，增加白天的清醒程度、降低傍晚黄昏时的激躁行为，有助于生活周期的规律化。

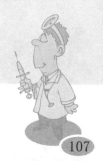

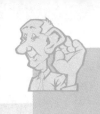

如何使用光照疗法
缓解抑郁情绪?

阳光对人体有不可或缺的重要性,缺乏阳光照射的地区或在天气阴暗的月份,人们会变得怕冷、意志消沉、焦躁、易疲倦。

早晨的光照能带来一天的好心情,光照疗法是利用人造光密集照射,以达到治疗的目的。适度明亮的光线会振奋精神、增加活力、降低疲惫感,并且使人们的睡眠更深沉而有效率。对认知症患者施以光照治疗(2 000～2 500流明亮度)可大幅度降低认知症合并抑郁情绪。

在光照疗法之前,需要经过专业医疗人员的评估,因为它和服药一样,有剂量与使用时机的考虑。

如何使用光照疗法
降低跌倒概率？

随着年龄的增大，我们的身体器官也会出现老化，在生活中会遇到一系列问题。其中，起夜就让老年人头疼不已。由于起夜次数多，再加上起夜时大脑不清醒，容易造成摔倒。对于认知症患者来说，跌倒的概率会更大。

简单易操作的使用光照疗法降低跌倒概率的方法有：

在门框以及必经路上增设LED 光源，提供垂直或水平的空间线索，配合原有的夜灯，可有效增加患者行走时的速度与步态一致性，降低跌倒的概率。

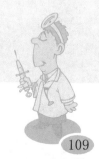

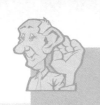

什么是宠物治疗？

目前，有很多家庭开始喂养宠物，有宠物的陪伴，让我们摆脱孤独，给我们带来更多生活的乐趣。

宠物还有其他的作用。宠物治疗是指借由与猫、狗等宠物之间的互动，促进认知症患者的心理健康，再进一步改善其身体状况或生活品质。目前有研究发现，宠物对医治认知症患者中冷漠、木讷型的有较好的针对性效果，尤其可以唤起他们久远的亲情，让他们在机械规范的强制性行为中逐渐恢复情感认知。

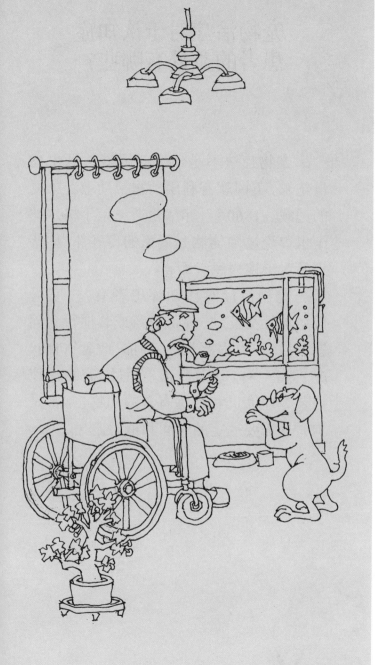

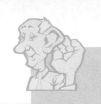

宠物治疗对于认知症患者的益处有哪些？

宠物疗法不是什么新鲜事。早在18世纪末，英国就有利用动物帮助患者康复的记载。1860年，弗洛伦斯·南丁格尔护士也曾说过，"宠物是病患的良好伴侣，特别是对慢性病患者而言"。

宠物治疗对认知症患者有益，它可以增加社交互动、降低急躁或其他行为问题、减少压力程度、减少抑郁、改善饮食状况、改善身体健康状态。不过，宠物治疗需要专业人员和训练有素的动物（常常是狗），这需要一定的时间和精力。

什么是怀旧疗法？

英国一家护理中心为认知症患者搜集了20世纪50年代的物品，搭建起一个怀旧房间，以唤起患者旧有的记忆。实践证明，这种新型疗法很有效，有一部分患者已经不再需要服用安定药。

怀旧疗法常做的方式还有，拿出一些老的照片，或者是患者以前常听的老歌，或者是通过一个团体活动，大家开始聊自己年轻时候或者小时候有趣的事情。通过对过去事情以及经验的回忆，可以鼓励患者运用尚存的脑力，特别是远事记忆，去回顾整理过往的人生故事，促进正向反应的能力。

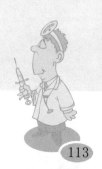

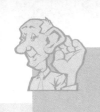

进行怀旧疗法时的
注意事项有哪些?

进行怀旧疗法时需要注意以下几点:

1. 维持治疗期间的愉悦气氛,无论患者讲述的内容是否偏离事实,均应保持尊重、鼓励的态度;

2. 焦点放在个案现存的能力上,与患者多进行良性的互动,将交谈的焦点放在他们过去快乐的经历上,引导其体验积极的情绪状态;

3. 过程中注意个别差异,当无法领会对方的意思时,应当以倾听为主,对他们单调、重复、缺乏逻辑的表达要有足够的耐心并适当进行提问;

4. 随时评估认知症患者的行为改变。

什么是温热疗法？

　　血见热则行，遇冷则凝。病毒在39℃以上温度时，会降低致病能力。热疗还能帮助人体与病毒、细菌作斗争。运用温热功效进行保健、调理是人类最原始的方法。

　　正如字面上的意思，温热疗法是运用温热的刺激。比如麦饭石垫子通过红外线电热板加热至规定温度（直接与人体细胞产生反应），由治疗师按规范动作对患者的手、肩、背、膝、脚部等有节奏地锤敲、按摩，使其身心放松，全身温暖柔软。整个过程治疗师都要与患者进行交流，以打开患者的心扉。

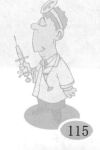

篇四

认知症的照护

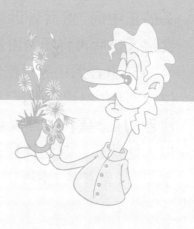

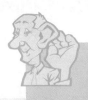

照顾认知症患者进食时
应该注意哪些方面？

照顾认知症患者进食应注意以下几点：

1. 对于已经不能正常进食的认知症患者，最好采用半流质或流质的食物。

2. 认知功能比较差的患者会忘记如何用筷子或汤勺，因此每一次都要摆放在相同的位置。

3. 喂食时，注意温度控制在40℃～50℃。

4. 使用汤勺喂食，必须将汤勺放在舌头的正中间，然后告诉患者合上嘴，确认食物入口后再将汤勺由斜上方抽出。

5. 患者无法起身吃饭时，让其右侧卧位，以便食物顺着胃流到十二指肠。但要注意的是，要将头部及肩膀垫高，背部靠以大抱枕或卷起的棉被；床上也要铺上防水布，帮患者戴上围兜。

如何防止认知症患者走失？

为了防止认知症患者走失，可以采用下列方法：

1. 应用提示性工具

（1）防丢牌：项链式

优点：便宜

缺点：患者不习惯，不易被其他人发现

（2）GPS定位手表

优点：定位较准确，不需要麻烦别人

缺点：患者不习惯，需要长期充电

（3）黄手环：手环中间有一块方形区域，可以将记录患者姓名和家人联系电话的信息纸存放在此。

优点：便宜，使用者多，易发现

缺点：患者不习惯

（4）字体补丁

优点：老人排斥性低

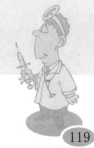

缺点：走失的时候不容易被其他人发现，换新衣服经常忘记缝上去

2. 告诉熟悉的邻居和小区保安等，患者单独出去尽量劝阻，同时联系家人。给他们留下自己的联系方式。

3. 可以把最外面的防盗门反锁，防止患者自行外出，但注意家里一定要有人，不要把患者单独锁在家里。

4. 如不方便反锁房门，可以在门口安装能发出声音的装置，如风铃，以便在患者出去时发出提醒。

5. 平时注意观察患者的行动规律，走失后去经常活动的地点寻找。

6. 养老院房门贴上患者照片，以便及时发现走失。

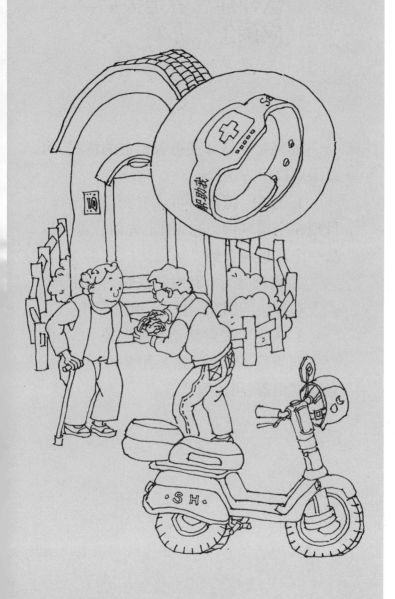

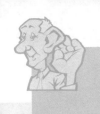

认知症患者走失后
应该怎么办?

如果碰上认知症患者走失的情况,可以采取以下方法:

1. 报警:派出所可以看到监控录像,且现在全市联网,全市的走失信息都可以从一个派出所看到。

2. 人肉搜寻:利用朋友圈、论坛等形式发动身边的朋友、好心人留意寻找。

3. 去患者经常活动的地点搜寻,一定要多问当地的店铺、摊贩相关情况,并注意观察角落、阴沟等地方。

认知症患者的居家设计有哪些注意事项？

若家中有认知症患者，居家设计时应注意以下这些方面：

1. 鲜艳的餐具

鲜艳的餐具可以改善他们的视觉，可增加25%饮食量。

2. 门口摆标识

需在家门口、家里的各个门口放置颜色鲜艳的垫子，让患者知道门的位置。

3. 良好的照明条件

走道和洗手间留夜灯。

4. 浴室防滑

淋浴间或浴缸边装扶手，浴室做好防滑工作。

5. 卧室及活动区域物品少而精

患者的卧室及平时活动的区域，仅放生活必需品，物品做到少而精。

6. 卧室放尿壶

在卧室放好尿壶,预防夜间急需。

7. 保管好物品

把各类食物放在患者拿不到的地方,尤其要保管好危险品如刀具、清洗液等。

如何帮助认知症患者服药？

　　帮助认知症患者服药需要注意下列事项：

　　1. 一定要让医生明确知道患者目前所有服用的药物，避免药物冲突。

　　2. 保证照顾者知道每种药常见的不良反应，以防发生异常情况。

　　3. 没有医生允许不可以改变药品剂量。

　　4. 患者都需要喂药到口。对吞咽困难、意识不清或不合作者，可以将药物碾碎后慢慢喂服，看其吞下后方可离开。

　　5. 药物不可让患者自行保管，需要集中起来放在患者拿不到的地方，并由专人管理。

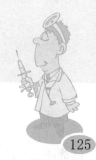

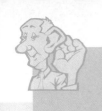

如何帮助认知症患者洗澡？

　　对于可以活动的患者，使用有保护带的沐浴椅；躁动的患者使用有保护带的安全防护浴缸。患者每次洗澡均要在家人或者护理员的监护、帮助下完成。沐浴护理前，必须先评估好患者的身体情况，看是否适合沐浴护理，如身体不适合，可改为床上擦浴，如果患者强烈抵触洗澡，不要强迫，等情绪稳定了再洗。洗澡前后给患者喝水，防止沐浴过程中因水分流失而导致虚脱。

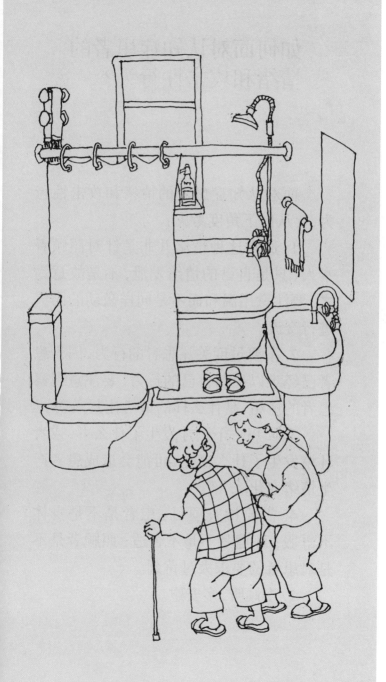

如何面对认知症患者的情绪和攻击性行为?

面对认知症患者的情绪和攻击性行为,要从以下角度考虑:

1. 通常这种情绪并非是针对照顾者本人,只是自己的情绪发泄,不是故意为之,要注意用温和而不是同样激动的语气进行交流。

2. 不要过度关注患者的行为,因为患者已经难以控制自己的行为,要注意观察患者的情绪,是什么样的情绪让其激动。

3. 回想一下刚才发生了什么事,或者环境发生了什么变化,可能会造成患者产生情绪变化。

4. 需要检查项目:患者是不是身体不舒服;环境是不是不合适;照顾者是不是对患者的要求太过苛刻。

5. 多倾听,多安慰。

如何面对认知症患者的猜疑？

　　面对认知症患者的猜疑，应调整好心态：

　　1.要意识到这种猜疑只是来源于患者的失忆和意识错乱，容易误解他人，而非故意为之。

　　2.不要试图说服或者争吵，先顺着患者的意思，让他们表达完观点再予以安慰。

　　3.跟患者说的话要尽量简单，不要用长句。

　　4.如果患者经常找一样东西，就多买几个相同的物品。

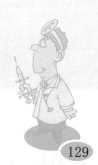

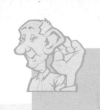

如何应对认知症患者
重复提问同一件事？

　　认知症患者常会表现出碎碎念的状态，向照护者反复提问同一件事，甚至常常出现自言自语的状态。

　　我们要知道，重复提问同一件事是认知症患者的常态，照护者碰到此类情况，应面带微笑地再回答一遍，不应生气或厌烦。听到回答会让认知症患者安心。如果被重复问同样的问题，不管几次都要回答，这一点很重要。照护者回应的状态会影响到患者的心情，进而影响到他们的配合度，比如治疗、进食、洗澡的状态。

如何做好认知症患者的饮水护理？

老年人经常喝水，能避免皮肤功能减退，汗液分泌不断减少的功效，提高新陈代谢。

一般情况下，认知症患者的饮水按需供给，确保每日饮水量不低于1 000～1 500毫升（每日上午按需喂牛奶，增加营养，饭前喂汤，以润滑食道防噎食）。杯子定期消毒、定点存放。杯子材料要耐摔、耐高温、耐清洗。如遇特殊情况、特殊季节需要加大饮水供给量，可以1～2小时予以饮水一次，多次少量喂水（认知症合并心脏病患者，饮水量听从医嘱）。

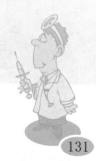

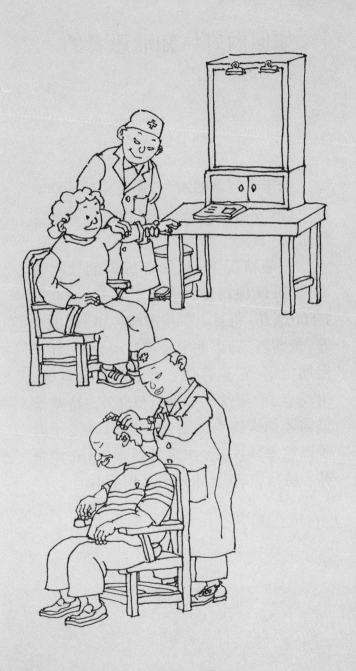

如何帮助认知症患者进行功能锻炼？

认知症患者可以在医生的指导下进行一些简单的运动。

为防止患者肢体残存功能过早丧失，可以在评估他们的情况之后，制定适合其功能锻炼的活动。对于轻度认知症患者，鼓励他们自己吃饭、刷牙洗脸、整理自己的床铺等；可自行行走的患者，在确保安全的情况下，可以在旁人的监护下散步；对于偏瘫、行动不便者，为防止肌肉萎缩及肢体残存功能过早丧失，可以通过旁人的协助每日进行短距离的行走活动。

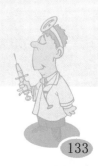

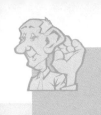

如何预防认知症患者得褥疮？

严重的认知症患者会长期卧床，如果护理不当就会得褥疮，给护理工作造成更大的困难。因此，对于长期卧床患者的护理重点，就是积极预防褥疮。可以每隔2小时帮助患者翻身一次，夜间可适当延长，翻身后对骨隆起部位用温水毛巾热敷或者用按摩乳、浓度为50%的酒精进行按摩，每次翻身都要注意观察皮肤，发现骨突处有轻微红色就要及时处理。每天坚持为患者擦浴，保持身体清洁，一旦发现褥疮，要及时按照医嘱用药和护理。

如何防止认知症患者噎食？

防止认知症患者噎食应注意以下几点：

1. 认知症患者在进食过程中要有专人看护。

2. 喂食时，患者需要坐位或抬高头部30°～45°，头偏向一侧。

3. 少量小勺慢速喂食，提供半流或粉碎食物。

4. 上肢功能好且有抢食行为的患者，食物应放置在手抓距离以外处。

5. 勿给高危噎食者进食糯米类黏性强的食物。

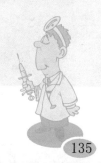

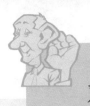

对晚期认知症患者如何进行家庭护理？

对晚期认知症患者，家庭护理时应注意下列事项：

1. 舒适环境

如果患者长期卧床，应给其营造一个整洁、干净、舒适的室内环境。居室采光好，有充足阳光（冬天室内阳光应在4小时以上），空气新鲜，冬季温度在20℃，夏季在25℃左右，湿度50%～60%。

2. 饮食护理

不能自己进食的患者要协助进餐，每天给予足量的饮水，喂食后给患者漱口或者做口腔护理，严重吞咽困难者可鼻饲，胃管按照性质、质量不同10～30天更换一次，每次鼻饲量不超过200毫升，间隔时间不少于2小时，温度在38℃～40℃。食物做到高蛋白、高纤维、高维生素、低胆固醇、低脂肪、低糖低盐。

3. 口鼻护理

每天晨间和睡前对患者进行口腔护理,每天清洗口腔至少2次,应清洗干净牙齿、牙龈、舌面、颊部和硬腭等易存食物残渣和痰液的部位。对插管一侧的鼻孔用生理盐水清洗,表面黏膜涂少量红霉素软膏。

4. 睡眠护理

晚期患者出现昼夜颠倒,应加强巡视护理,防止跌倒。患者睡觉的卧室应保持安静,用弱光线。晚上尽可能给患者吃黏稠一些的食物,限制饮水量,减少进食次数,睡前喂一杯热牛奶,用热水泡脚,必要时按医嘱服镇静剂。

5. 皮肤护理

为预防褥疮可每2小时给患者翻身1次。翻身时不可拖拉,以防损伤皮肤。检查骨突处,并进行按摩。经常保持皮肤清洁、干燥,床铺整洁无皱褶、无渣屑。若受压局部有充血,可用红花油按摩;发生褥疮应及时清创换药,用1∶5 000的高锰酸钾溶液,每天洗5～6次。

6. 心理护理

非语言交流比语言交流更为需要,护理人员要有意识地运用适当的肢体语言,耐心地与患者建立沟通,千万不要在患者面前表示厌烦、冷淡。

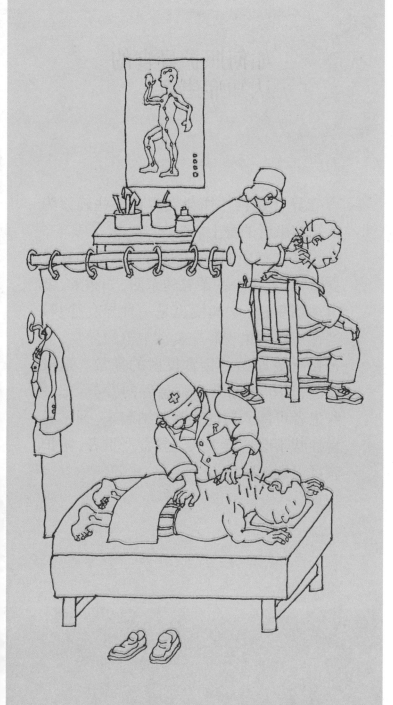

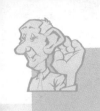

如何照护异食的
认知症患者？

异食症状往往会发生在一些确诊为认知症患者的身上。

认知症中期后，有部分患者会出现异食症状，常把一些柔软的东西，如布条、纸巾往嘴里送，吃粪便也是一种异食症状，这种症状的出现并非食欲中枢的异常，而是接近更原始的摄食反射的异常。这段时间，陪护者需要加强患者的看护，把一些患者可能入口的物品收纳起来，通常异食症状不会持续太久。异食严重者，陪护者可以咨询医师。

如何照护暴饮暴食的
认知症患者?

从中医学术的角度看,如果经常吃饱吃撑,致使脾胃过劳,而脾胃运作不佳,会使气管血脉出现湿、虚、淤或相混合的状态,长此以往,身体会提早衰退和老化。

食欲中枢出现异常也是部分认知症患者的症状,一旦患者想进食,说服他们几乎无效。应该尽量将每日的进食量控制在一定水平,把一天的饭、菜、点心用少食多餐的方式给患者食用,每次吃过之后,可告诉患者等会再吃,或者玩一会再吃。

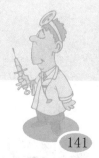

对于那些无法开口说话的认知症患者，如何判断他们的健康状况？

　　针对那些中、晚期"有口难言"的患者，旁人可以通过观察患者的胃口和用餐习惯，对其身体状况做出基本判断。如果一个患者平时吃两碗饭，今天只吃一口，就要密切注意其情绪、生命体征和消化情况。突然的拒食和暴食背后，往往是病情的重要转折。除此之外，鼻饲、进食流食的患者可以记录他们的出入量（入量指的是记录每日的进食量；出量指的是记录尿布使用情况、尿袋使用情况等），一旦发现出入量和平时相差较大，就要引起重视。

我国有哪些机构接收认知症患者？

国内接收认知症患者的机构如下：

1. 二甲、三甲医院一般不收治认知症患者，除非合并其他需要住院的症状；

2. 中国各地的精神卫生中心会收治有精神行为症状的认知症患者；

3. 部分地区有专门针对认知症的康复型医院，可以收治部分患者；

4. 部分公立和私立的养老院，会设立认知症患者专区，由经过专业培训的护工来照护患者。不过需要提醒的是，无论是公立还是私立养老院，入院前都要对患者进行全面的健康评估，来确定是否适合住院以及收费标准等。

全国各个地区对于认知症患者有没有政策补助？

　　国家对因教育、医疗等生活必需支出突然增加，超出家庭承受能力，导致基本生活一定时期内出现严重困难的家庭，有申请临时救助的政策。原则上，医疗患者家庭人均可支配收入应低于当地上年度人均可支配收入，且家庭财产状况符合当地有关规定，可以提出相关申请，流程如下：

　　1. 申请支出型临时救助的家庭或个人，可以向所在地乡镇人民政府（街道办事处）提出申请；受申请人委托，村（居）民委员会或其他单位、个人可以代为提出临时救助申请。

　　2. 对于支出型临时救助，乡镇人民政府（街道办事处）应对临时救助申请人的家庭经济状况、人口状况、遭遇困难类型

等逐一调查，提出审核意见，并在申请人所居住的村（居）民委员会公示后，报县级人民政府民政部门审批。

3. 县级人民政府民政部门根据乡镇人民政府（街道办事处）提交的审核意见作出审批决定。

另外，被确诊患有认知症的患者经过严格的鉴定，可以申领《残疾人证》，按照国家残联等级评定标准，对申请人是否残疾、残疾类别、等级等进行残疾评定，认定残疾后，可以享受一系列的残疾人帮扶政策。

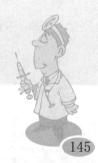

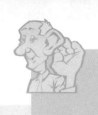

照护者如何调节自身情绪?

照护认知症患者时,照护者也应注意调节自身情绪:

1. 照护者面对患者没有任何起色的情况很容易失去信心,但要意识到这是正常现象,认知症本来就很难治愈,照护只是为了患者最后的生活过得更舒适一些,不要过于自责。

2. 不要一个人硬撑,向家人、朋友和专业人士寻求帮助。如果不能适应照顾病患,应向专业人员(内科医生、精神科医生和心理咨询师)求助。

3. 每天最好有0.5～1小时独处或出门的时间,这段时间可以找家人、朋友或居家雇工代为照护患者。

4. 保持锻炼,虽然最好每周五天,每天半小时,但即使只有10分钟的运动,也会对

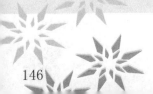

自己的情绪和身体健康有很大的帮助。

5. 找到一种家里就能做的爱好。比如每天阅读轻松、幽默的小品或漫画。

6. 注意自己的情绪变化，当发生诸如易怒、暴饮暴食的情况，注意放松和减压。

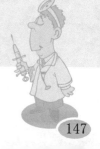

附录

认知症自测量表

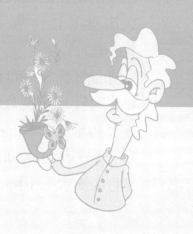

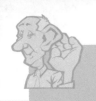

附录1　画钟测验

（一）导语

"××伯伯/阿姨您好，请您在纸上画一个钟，表盘上要有数字，时针、分针指向的时间为××时××分。"请注意在执行此项测试时应提出一个时针、分针较为分开的时间，如9时10分。目前较为流行的标准是11时10分或8时20分。

（二）评分

1.画出闭锁的圆表盘，1分

2.表盘上12个数字正确（包括位置及顺序正确），1分

3.将分针标在表盘的正确位置，1分

4.将时针标在表盘的正确位置，1分

（三）初步评估

3～4分表明认知水平正常，0～2分则表明认知水平下降。

需要注意的是，画钟测试需要在社工、家属的陪同指导下完成，且只能判断受测者是否有认知症的征兆，疾病的确诊需要由专科医生完成。

附录2 简易精神状况检查表（MMSE）

简易精神状态量表或称简易精神状态检查表（Mini-Mental State Examination，MMSE）是最具影响的标准化智力状态检查工具之一，其作为认知障碍检查方法，可以用于阿尔茨海默病的筛查，简单易行。

（一）定向力

导语：现在我要问您一些问题来检查您的记忆力和计算力，多数都很简单（每答对1题得1分）

　　1. 今年的年份是什么？

　　2. 现在是什么季节？

　　3. 现在是几月份？

　　4. 今天是几号？

　　5. 今天是星期几？

　　6. 这是什么城市？

7. 这是什么区（城区名）？

8. 这是什么医院（或小区）？

9. 这是第几层楼？

10. 这是什么地方（门牌）？

定向力小计（最多10分）

（二）识记

现在我告诉您3种东西（"树""钟""汽车"）的名称，我说完后请您重复一遍。请您记住这3种东西，过一会儿我还要问您（请仔细说清楚，每样东西1秒钟）。

请您重复3种东西（每答对1题得1分）

识记小计（最多3分）

（三）注意和计算

现在请您算一算，从100中减去7，然后从所得的数算下去，请您将每减一个7

后的答案告诉我,直到我说"停"为止(每答对1题得1分)。

1. 100−7 = ?

2. 再减7 = ?

3. 再减7 = ?

4. 再减7 = ?

5. 再减7 = ?

注意和计算小计(最多5分)

(四)回忆

现在请您说出刚才我让您记住的是哪3种东西?

每答对1个得1分(树/钟/汽车)

回忆小计(最多3分)

(五)语言

1. 检查者出示自己的手表,请问这是什么?

2. 检查者出示自己的铅笔，请问这是什么？

3. 请您跟我说："如果、并且、但是"。

4. 检查者给受试者1张卡片，上面写着"请闭上您的眼睛"。请对方念出纸上的句子，并按照句子的意思去做。

我给您一张纸，请您按我说的去做。现在开始：

1. 用右手拿着这张纸。

2. 用两只手把它对折起来。

3. 放在您的左腿上。

4. 请您给我写一个完整的句子。

5.（出示图案）请您照着这个样子把它画下来。

语言小计（最多9分）

总得分：

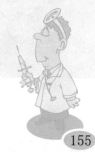

记录者：

记录时间：

备注：

1. 总分范围为0～30分，正常与不正常的分界值与受教育程度有关，划分痴呆标准：文盲（未受教育）≤17分，小学程度（受教育年限≤6年）≤20分，中学（包括中专）程度≤22分，大学（包括大专）程度≤23分。1次检查一般需5～10分钟。

2. 只许主试者讲1遍；识记和回忆题，不要求受试者按物品次序回答。

3. 计算题不能用笔算。评定时不给予对错评价，不予提示，不重复患者得出的结果。如果第一步错了但第二步对了，第二步仍然给分。只有正确、咬字清楚的答案才记1分。句子必须有主语、谓语，且

有意义。

　　4. 画图题要求完成两个五边形并有交叉，只有绘出两个五边形的图案，交叉处形成1个小四边形，才算对，计1分。

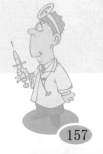

附录3　基本日常生活
自理能力量表
（ADL）

基本日常生活自理能力量表（ADL）

分数 项目	10	5	0	得分
吃饭	A.无 困难	B.有点 困难	C.很 困难	
穿衣	A.无 困难	B.有点 困难	C.很 困难	
上下床	A.无 困难	B.有点 困难	C.很 困难	
室内 走动	A.无 困难	B.有点 困难	C.很 困难	
洗脸 刷牙	A.无 困难	B.有点 困难	C.很 困难	
上厕所	A.无 困难	B.有点 困难	C.很 困难	
洗澡	A.无 困难	B.有点 困难	C.很 困难	

（续表）

项目 \ 分数	10	5	0	得分
上下楼梯	A. 无困难	B. 有点困难	C. 很困难	
小便情况	A. 能自制	B. 偶尔失禁	C. 经常失禁	
大便情况	A. 能自制	B. 偶尔失禁	C. 经常失禁	
计算总分：	以上各题选A得10分，选B得5分，选C得0分 总分：_____/100			

评价方法：圈上最符合实际情况的选项。

结果分析：

0～20分，属于完全依赖，需要护理

人员提供所有生活护理；

21～60分，属于严重依赖，需要护理人员提供大部分生活护理；

61～90分，属于部分依赖，需要护理人员提供部分生活护理；

91～99分，属于完全自理，不需要护理人员提供生活护理，护理人员只需要督促患者完成生活护理。

附录4 一般日常活动能力量表（IADL）

一般日常活动能力量表（IADL）

项目＼分数	10	5	0	得分
做饭	A. 无困难	B. 有点困难	C. 很困难	
洗衣	A. 无困难	B. 有点困难	C. 很困难	
打扫卫生	A. 无困难	B. 有点困难	C. 很困难	
服药	A. 无困难	B. 有点困难	C. 很困难	
剪指（趾）甲	A. 无困难	B. 有点困难	C. 很困难	
管理钱物	A. 无困难	B. 有点困难	C. 很困难	
打电话	A. 无困难	B. 有点困难	C. 很困难	

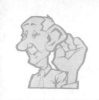

（续表）

项目 ＼ 分数	10	5	0	得 分
雨天外出	A. 无困难	B. 有点困难	C. 很困难	
购物	A. 无困难	B. 有点困难	C. 很困难	
看病	A. 无困难	B. 有点困难	C. 很困难	
计算总分：	以上各题选A得10分，选B得5分，选C得0分 总分：_____/100			

评价方法：圈上最符合实际情况的选项：A. 无困难；B. 有点困难；C. 很困难。

结果分析：

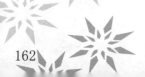

0～20分,属于完全依赖,需要护理人员提供所有生活护理;

21～60分,属于严重依赖,需要护理人员提供大部分生活护理;

61～90分,属于部分依赖,需要护理人员提供部分生活护理;

91～99分,属于完全自理,不需要护理人员提供生活护理,护理人员只需要督促患者完成生活护理。

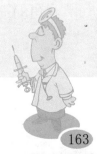

附录 5　老年人认知能力筛查量表（CASI）

1. 今天是星期几？

2. 现在是哪个月？

3. 今天是几号？

4. 今年是哪一年？

5. 这是什么地方？

6. 请说出 872 这 3 个数字。

7. 请倒过来说刚才这 3 个数字。

8. 请说出 6 371 这 4 个数字。

9. 请听清 694 这 3 个数字，然后数 1 ~ 10，再重复说出 694。

10. 请听清 8 143 这 4 个数字，然后数 1 ~ 10，再重复说出 8 143。

11. 从星期日倒数到星期一。

12. 9 加 3 等于几？（12）

13. 再加 6 等于几（在 9 加 3 的基础上）？（18）

14. 请记住下面几个词，等一会我会问你：帽子、汽车、树、26。

15. 快的反义词是慢，上的反义词是什么？（下）

16. 大的反义词是什么？（小）硬的反义词是什么？（软）

17. 橘子和香蕉是水果类，红和蓝属于哪一类？（颜色类）

18. 这是多少钱？（出示1元和5角）

19. 记忆题：（接着以上第14题）我刚才让你记住的第一个词是什么？（帽子）

20. 第二个词呢？（汽车）

21. 第三个词呢？（树）

22. 第四个词呢？（26）

23. 110减7等于几？（103）

24. 再减7等于几？（96）

25. 再减7等于几？（89）

26. 再减7等于几？（82）

27. 再减7等于几？（75）

28. 再减7等于几？（68）

29. 再减7等于几？（61）

30. 再减7等于几？（54）

注：答对1题给1分，共30分，≤20分为异常。

后 记

　　自2000年11月底第五次人口普查以来，我国已进入老龄化社会。有专家预测，到2020年我国60岁以上老年人将增加到2.55亿；到2050年，中国老龄人口将达到总人口的三分之一，老龄化社会危机凸显，尤其表现在对养生抗衰、康复护理、医疗保健等方面存在巨大且迫切的需求。

　　随着人口的老龄化，认知症发病率会逐年俱增，人们极度渴求了解该疾病的相关知识，可是在网络媒体、自媒体等各种媒体上充斥的大量片面、虚假的信息让人难辨真假，容易产生误导作用。基于此，《老年认知症百问百答》一书应运而生，该书内容涵盖了认知症的早期症状、诊断、预防、治疗建议等各类知识，旨在帮助患者家属能在早期阶段识别症状，并为其提供预防、治疗建议和照护指南。

本书由中国老龄事业发展基金会老年痴呆预防及陪伴项目工作人员在全国范围内对一万多名老年人及其家属进行调研，结合当下老年群体及家属对于认知症这一疾病最迫切、最关心的问题查阅中外文献、科普资料精心编制而成，从起笔到完稿历时一年多。感谢上海华东医院俞卓伟院长及魏文石教授对于认知症医学专业知识的把关；感谢上海市心理学会社区心理健康与发展专业委员会副主任兼秘书长屈银娣亲自带队到上海市第三社会福利院考察认知症照护的先进经验并融合于书；感谢上海社会科学院城市与人口发展研究所副所长周海旺对于文字内容的审读；感谢葛文、左学金、田晓红、孙建琴、吴雪明、张媂媂、陈积芳、桂晓风、刘素珍、刘晓明、张乃子、金春林、殷志刚、章晓懿等领导和专家在书籍出版前后的关心和指导；感谢原上海新闻出版局正局级巡视员李新立对本书进行了主审；一并感谢中国老龄事业发展基金会、上海社会科学院、上海市心理学会社区心理健康与发展专业委员会的相关领导在研讨及评审会期间提出的宝贵意见和建议。

上海市市委、市政府已明确将认知症老年照护作为养老服务体系的重点内容全力推进，同时将大力强化发展社区干预照护，为认知症老年人提供健康咨询、康复训练、照护服务、医疗资源以及家属照料增能，使社区成为认知症照护体系中的重要依托。希望在政府的大力支持下，以社区为基点将此书推出，惠及有认知症老年人的家庭，为家属照护、治疗建议提供指导；进一步推广至老年人家庭，普及早期识别及预防知识。期望此书能给社会大众带来福祉，为老年人幸福安度晚年提供一份美好的支持。

王　妍

（中国老龄事业发展基金会老年痴呆预防及陪伴项目常务副主任、上海市心理学会社区心理健康与发展专业委员会副主任、上海迎智正能文化发展有限公司总经理）

2018年12月